WRITERS FILE

ライターズファイル（五十音順）

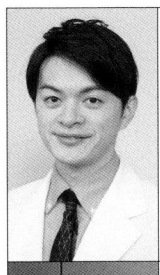

市川　佑一
（いちかわ　ゆういち）

2010年	順天堂大学卒業 都立多摩総合医療センター救急・総合診療科，初期研修医
2012年	同センター救急科
2013年	New York Kaplan International Colleges留学
2014年	順天堂大学医学部形成外科学講座入局
2016年	静岡県立静岡がんセンター再建・形成外科
2018年	順天堂大学医学部形成外科学講座，助教

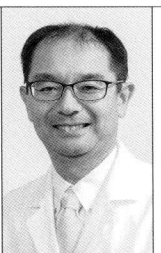

櫻庭　実
（さくらば　みのる）

1990年	弘前大学卒業 山形県立中央病院，初期研修医
1994年	弘前大学大学院修了 山形県立中央病院形成外科
1997年	国立がんセンター東病院，がん専門修練医
1998年	同センター中央病院・東病院形成外科医師併任
2003年	Gent大学（ベルギー）形成外科留学
2006年	国立がんセンター東病院形成外科，医長
2010年	同センター東・中央病院併任，頭頸部腫瘍科・形成外科，副科長
2012年	国立がん研究センター東病院形成外科，科長
2016年	岩手医科大学形成外科，教授

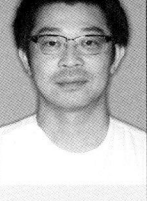

松本　洋
（まつもと　ひろし）

2002年	聖マリアンナ医科大学卒業
2002年	岡山大学形成外科入局
2003年	岡山済生会総合病院形成外科
2005年	岡山大学形成外科
2006年	大阪市立総合医療センター形成外科
2008年	岡山済生会総合病院形成外科
2010年	岡山労災病院形成外科
2011年	岡山大学形成外科，医員
2017年	同，助教

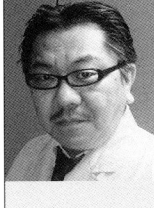

上田　倫弘
（うえだ　みちひろ）

1992年	北海道大学歯学部卒業 同大学歯学部口腔外科学第二講座
1994年	岩見沢労災病院歯科口腔外科勤務 恵佑会札幌病院歯科口腔外科
2007年	同病院歯科口腔外科，副部長／頭頸部組織部長併任
2008年	同病院歯科口腔外科，部長／頭頸部長併任
2013年	同病院歯科口腔外科，主任部長
2016年	独立行政法人国立病院機構北海道がんセンター口腔腫瘍外科，医長

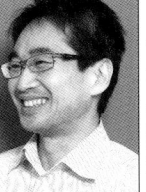

去川　俊二
（さるかわ　しゅんじ）

1998年	山形大学卒業 東京大学形成外科医局入局
1998年	自治医科大学消化器・一般外科，形成外科研修
2000年	山梨大学皮膚科形成外科
2001年	都立大塚病院形成外科
2002年	東京大学形成外科
2004年	国立がんセンター形成外科
2006年	自治医科大学形成外科
2010年	独国ミュンヘン大学顎顔面外科留学
2011年	自治医科大学形成外科

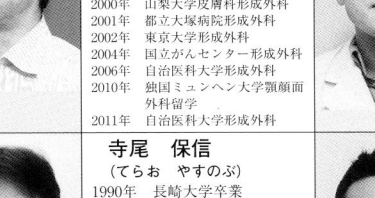

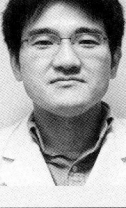

宮本　慎平
（みやもと　しんぺい）

2001年	東京大学卒業 同大学形成外科入局
2002年	東名厚木病院形成外科
2003年	東京大学形成外科，助手
2007年	国立がんセンター東病院形成外科
2010年	国立がん研究センター中央病院形成外科
2018年	東京大学形成外科，講師

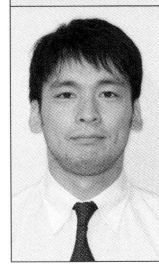

門田　英輝
（かどた　ひでき）

1998年	九州大学卒業 同大学耳鼻咽喉科入局
2000年	九州がんセンター頭頸科
2002年	国立がんセンター東病院頭頸科
2008年	九州大学病院耳鼻咽喉科，助教
2009年	佐世保共済病院耳鼻咽喉科，医長
2011年	沖縄県立中部病院形成外科
2014年	九州大学病院形成外科，准教授

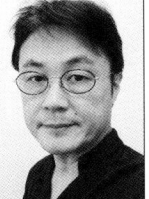

寺尾　保信
（てらお　やすのぶ）

1990年	長崎大学卒業
1992年	東京慈恵会医科大学形成外科学講座，助手
1995年	英国Canniesburn Hospital留学
1997年	がん・感染症センター都立駒込病院形成外科，医員
現職	同病院形成再建外科，部長 東京慈恵会医科大学形成外科学講座，准教授

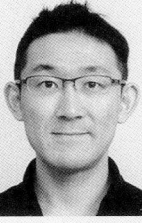

矢野　智之
（やの　ともゆき）

2000年	東京医科歯科大学卒業 同大学形成外科入局
2002年	北海道大学形成外科，医員
2003年	国立がんセンター東病院頭頸科レジデント
2006年	同病院形成外科
2007年	東京医科歯科大学形成外科，医員
2013年	横浜市立みなと赤十字病院，副部長
2016年	ベルギー，ゲント大学形成外科，フェロー
2017年	がん研有明病院形成外科，副部長

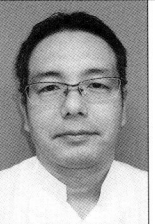

岸　慶太
（きし　けいた）

2005年	日本大学卒業 横浜市立大学附属病院，初期臨床研修 東京慈恵会医科大学形成外科
2007年	同，助教
2011年	富士市立中央病院形成外科
2012年	東京慈恵会医科大学形成外科，助教

濱畑　淳盛
（はまはた　あつもり）

1999年	鹿児島大学卒業 東京女子医科大学形成外科入局
2001年	東京警察病院外科研修
2002年	埼玉県立がんセンター頭頸部外科研修
2003年	東京女子医科大学東医療センター形成外科，助教
2006年	米国テキサス大学ガルベストン校留学
2008年	東京女子科大学形成外科，助手
2010年	埼玉県立がんセンター，医長
2016年	同，副部長

CONTENTS 機能に配慮した頭頸部再建

編集／岩手医科大学教授　櫻庭　実

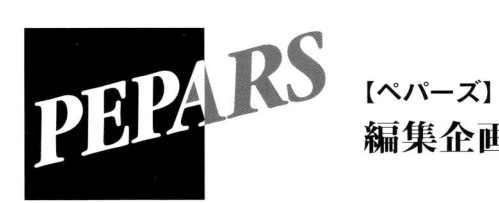

【ペパーズ】
編集企画にあたって…

　私は長く奉職した国立がん研究センターを辞して，2016 年 9 月から岩手医科大学形成外科にお世話になっております．豊富な症例を基にして，合併症の頻度や術後機能などの成績について統計学的な解析を行い，これを新たな術式にフィードバックしてまた検証を繰り返すといったことが，比較的容易に可能であったがんセンター時代．一方の地方大学病院では，症例数の蓄積はままならず，また頭頸部の範囲の中でも疾患の分布が異なり，切除の内容もヴァリエーションが多いため，頭頸部再建の難しさを改めて認識しております．

　さて，本誌における頭頸部再建に関する特集は 2011 年 12 月号，2016 年 5 月号に引き続いて 3 回目です．過去 2 回は「コツ」「基本」に焦点を当て，これから頭頸部再建を行う先生方に向けた企画だったように思います．一方で，頭頸部再建というものは単に組織移植を成功させるだけでなく機能的な配慮が絶対的に必要な分野です．もちろん基本ができて初めて機能的な配慮が生まれる訳なので，まずは基本を習得することが前提です．そのうえで応用的な内容に焦点を当てた特集があってもよいのではと考えました．そこで今回は「機能に配慮した頭頸部再建」と題して，機能的な再建に的を絞った実践的な内容となるよう，各分野のエキスパートの先生方に執筆をお願いしました．

　頭蓋底再建，上顎再建，中咽頭再建，舌再建，下顎再建などなど，多種多様な分野を含むこの頭頸部再建の分野において，今回の特集ですべてを網羅できたとは言い難いと思います．しかし，本邦のトップランナーの先生方に具体的に解説をして頂いた原稿を拝読し，既に頭頸部再建を実施している先生方にも，実践的に役に立つ内容になったのではないかと感じています．この特集が将来の頭頸部再建の発展に寄与できれば幸いです．

　最後に，今回ご執筆頂いた諸先生方および本企画をサポートしてくださった全日本病院出版会の鈴木様に感謝申し上げます．

2018 年 3 月

櫻庭　実

KEY WORDS INDEX

◆編集顧問／栗原邦弘　中島龍夫
　　　　　　百束比古　光嶋　勲
◆編集主幹／上田晃一　大慈弥裕之

【ぺパーズ】
PEPARS No.136/2018.4◆目次

「PEPARS®」とは Perspective Essential Plastic
Aesthetic Reconstructive Surgery の頭文字よ
り構成される造語．

「使える皮弁術—適応から挙上法まで—上・下巻」

編集／慶應義塾大学教授　中島　龍夫
日本医科大学教授　百束　比古

B5判　オールカラー　定価各(本体価格 12,000 円＋税)

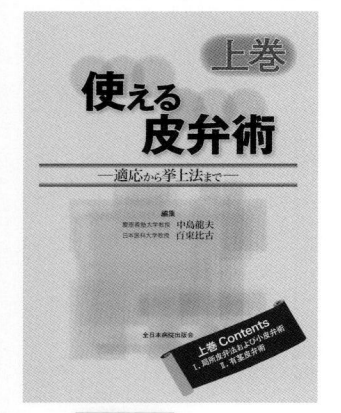

▽皮弁外科の第一線で活躍するエキスパートが豊富なイラストや写真で本当に「使える」皮弁術を詳しく解説！

▽「局所皮弁法および小皮弁術」、「有茎皮弁術」、「遊離皮弁術」、「特殊な概念の皮弁術・新しい方法」の４部に分けて、わかりやすくまとめました！

是非、手にお取りください！！

目次

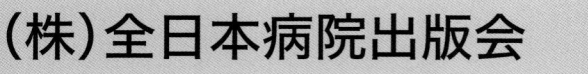

(株)全日本病院出版会

〒113-0033　東京都文京区本郷 3-16-4
TEL：03-5689-5989　FAX：03-5689-8030
http://www.zenniti.com

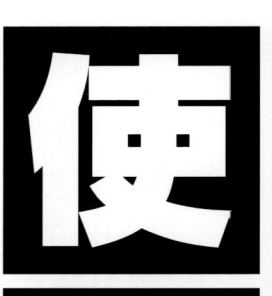
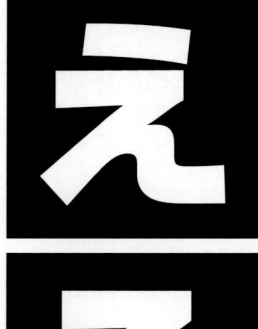
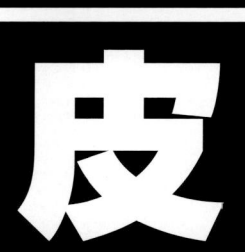
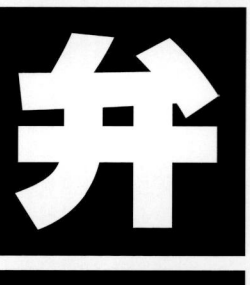
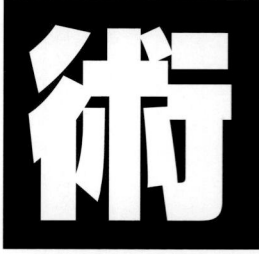

PEPARS　No.136：1-8，2018

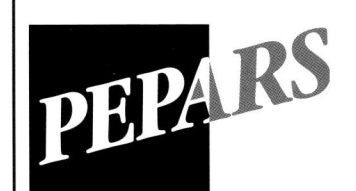

◆特集／機能に配慮した頭頸部再建

頭蓋底手術における機能的な再建

矢野智之[*1]　澤泉雅之[*2]

Key Words：頭蓋底手術(skull base surgery)，頭蓋底再建(skull base reconstruction)，局所皮弁(local flap)，頭蓋骨膜弁(pericranial flap)，筋体温存(muscle sparing)

Abstract　近年，頭蓋底再建の手術手技が安定したことで合併症率が改善し，安全性が向上している．従来の bulky な組織を欠損に充填するだけでなく，機能に配慮した頭蓋底再建の可能性を求めるステップにきていると思われる．頭蓋底再建では頭蓋顔面領域に手術操作が及ぶため，ドナーの機能温存，整容性の向上が機能再建につながると考えた．そこで乳房再建の領域などで行われるようになってきた muscle sparing を用いた再建手技を導入することで，ドナーの機能温存を試み，また muscle sparing によって適切なボリュームの再建材料を用いることで顔面の整容性という観点からも機能に配慮した頭蓋底再建を試みる．そこで本稿では主に頭蓋底再建における muscle sparing flap について述べる．

頭蓋底手術における機能的な再建とは

機能的な頭蓋底再建を検討するにあたっては，まずその欠損形態について整理する必要がある[1]．代表的な欠損形態としては，我々が報告した経頭蓋アプローチで生じる頭蓋底の欠損分類[2]の，前頭蓋底欠損Ⅰa〜c，中頭蓋底欠損Ⅱa〜cが存在する．ここでは上顎癌の頭蓋底進展例でみられるような上顎から頭蓋底に至る皮膚欠損を伴う＋Sタイプ[2]や眼窩内容欠損を伴う＋Oタイプ[2]の欠損は上顎癌の再建と捉え他稿に譲る．

その上で頭蓋底手術における機能的な再建を考えた場合，頭蓋底領域は口腔咽頭領域と異なり呼吸，嚥下，構音といった生命維持に直結する機能障害には至りにくいという特徴がある．一方で，しばしば再建を要するような頭蓋底手術においては手術範囲が頭蓋から中顔面に至ることがあり，

術後陥凹や醜状といった形で頭蓋顔面形態に整容性の障害を残すことがある．頭蓋底疾患の特徴の1つとして，良性腫瘍が少なくない割合を占めること，また若年発症も比較的多くみられる点が挙げられる[3]．さらに比較的多くの頭蓋底欠損がその他の頭頸部再建と異なり頭蓋顔面領域の局所皮弁で再建可能であるという特徴を持つ[3]．このような特徴から，ドナーの機能障害や整容性を大きく損なう陥凹や醜状は術後の社会生活や患者のQOL を損ない，また機会損失に繋がるため，過度のドナーの犠牲や整容性の低下は，頭蓋顔面領域における機能低下の1つと考えることもできる．このようにドナーの犠牲の回避や整容性の獲得を頭蓋顔面領域における機能再建の1つと捉えると，頭蓋底再建においてはドナーの機能温存や整容性の向上が機能的な再建につながると考えることができる．

従来，頭蓋底再建は再建トラブルが髄膜炎や硬膜外膿瘍などの重篤な合併症に進展することがあることから，手術の安全性に重きが置かれてきた．結果として，頭蓋底欠損に対して bulky な皮弁を

*1 Tomoyuki YANO，〒135-8550　東京都江東区有明 3-8-31　がん研有明病院形成外科，副部長
*2 Masayuki SAWAIZUMI，同，部長

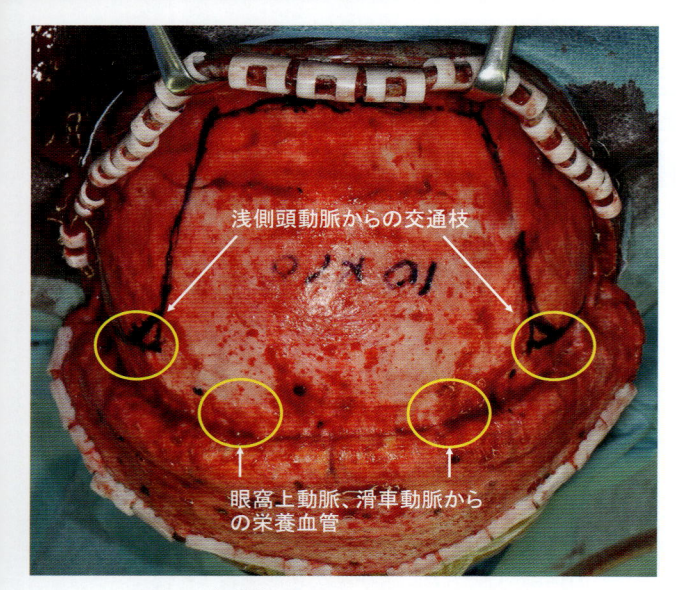

浅側頭動脈からの交通枝

眼窩上動脈、滑車動脈から
の栄養血管

図 1. 台形型 pericranial flap のデザイン

充填することが頭蓋底再建のゴールであると捉えられてきた経緯がある[4]．しかし近年は頭蓋底再建の手術手技が安定・向上し，その合併症率は改善傾向にある[3]．一方，特に乳房再建の分野ではドナーの機能温存のために筋体温存を目的とした deep inferior epigastric artery perforator（DIEP）flap が汎用され，新たに lumbar flap[5)6)]や profunda artery perforator flap[6)7)]など，新たな術式の挑戦が行われている．

そこで本稿では機能に配慮した頭蓋底再建として，ドナーの犠牲を回避し，整容性の向上を目指した頭蓋底再建方法について解説する．特に頭蓋底再建における筋体温存を可能とする局所皮弁としての pericranial flap（PCF）[8]と側頭頭頂筋骨膜弁（muscle sparing pericranial flap；MS-PCF）[9]の実際について述べる．

頭蓋底再建の目的と実際

頭蓋底再建の目的は，第一に合併症をもたらさない確実な頭蓋底閉鎖を行うことである．そのために達成すべき基本ラインとして，次の点が挙げられる．

「頭蓋内と鼻副鼻腔の交通を血流のよい組織で遮断すること」

そのため前頭蓋底再建においては pericranial flap に帽状腱膜を含めた galeo-pericranial flap の報告[10]や，さらに前頭筋も含めた frontal musculo-pericranial flap の報告[11]，中頭蓋底再建においては側頭筋弁の有用性[12]が報告されてきた．一方で実際には，この頭蓋内と鼻副鼻腔との遮断については，筋体は必ずしも必要ではない[13)14)]，さらには遊離筋膜のみでも再建可能[15]であるという報告も行われている．

頭蓋底再建の技術が向上し安全性が高まっていることから，頭蓋底再建においても機能に配慮して筋体温存（muscle sparing）を試みる段階にきていると考えている．帽状腱膜や前頭筋を温存することで，禿髪や知覚障害といった合併症を回避し得る可能性があり[14]，再建後のドナーの機能温存につながる．また側頭筋を温存することで術後側頭陥凹を回避し，整容性という顔面機能に配慮した再建が可能になるのではないかと考えている．

Pericranial flap（PCF）：頭蓋骨膜弁の実際

帽状腱膜や前頭筋を温存する前方茎 pericranial flap の挙上のコツと再建の実際について述べる．挙上のポイントとして，① 血流を維持しやすいデザイン，② 厚みをもって挙上することで皮弁の術中損傷を回避し，血流を維持する，という 2 点が挙げられる．前者に対しては筆者は茎部を広くデザインする台形型のデザイン（図 1）を推奨している．台形型デザインとすることで，栄養血管である眼窩上動脈や滑車上動脈だけでなく，浅側頭動脈からの交通枝までを含めることが可能となる（図 1）．このようにデザインすると facial dismasking flap approach などの併用によって栄養血管である片側もしくは両側の眼窩上動脈が犠牲になっても血流のある皮弁として再建に使用することができるようになる[16)17)]．後者においては，頭皮切開の際に，帽状腱膜，およびその下層にある pericranium（骨膜）は各々容易に同定可能であるので（図 2），この両者を識別し，間に存在する粗な結合織を極力 pericranial flap 側につけて挙

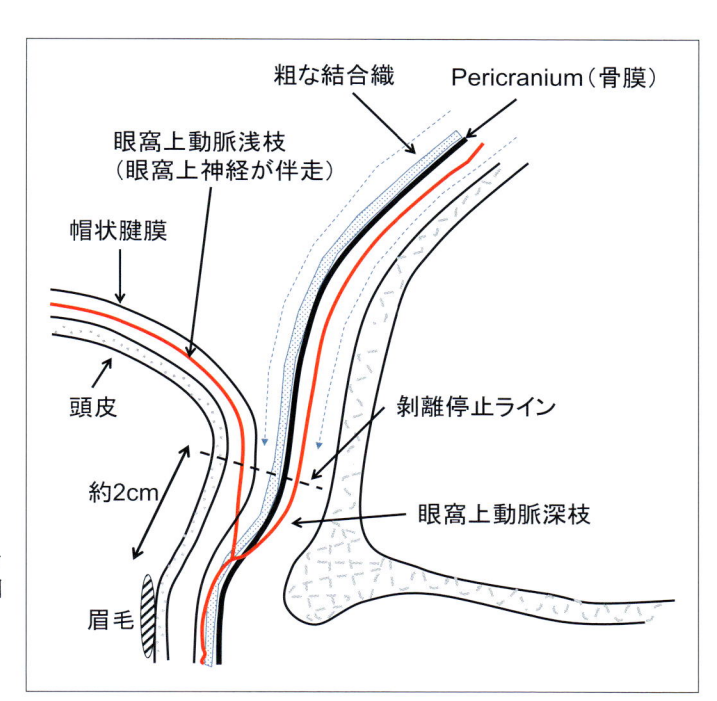

図 2.
帽状腱膜, pericranium(骨膜), 粗な
結合織のレイヤーの関係と剝離範囲
のシェーマ
青点線矢印が剝離ライン

図中ラベル：粗な結合織　Pericranium(骨膜)　眼窩上動脈浅枝(眼窩上神経が伴走)　帽状腱膜　頭皮　約2cm　眉毛　剝離停止ライン　眼窩上動脈深枝

上することにある．この粗な結合織の層は容易に
鈍的，用手的に剝離可能なために不用意に剝離を
行うと結合織が帽状腱膜側に付着し，pericranial
flap 側が薄くなることがある．その結果，peri-
cranium に裂け目を生じさせてしまったり，薄い
部分が生じ，血流のネットワークが低下する部位
が生じるので注意が必要である．メスや剪刀を用
いて，注意深く pericranium 側を厚くするように
剝離操作を行うのがポイントとなる．さらに
pericranial flap を頭蓋骨から剝がす際にも，丁寧
に骨膜剝離子を用いて剝離することで，厚みのあ
る血流が安定した pericranial flap を挙上するこ
とができる(図3)．また，この層で剝離すること
によって，帽状腱膜に連続する前頭筋も温存する
ことが可能となる．剝離を眉毛上から約2cm程
度の範囲までにとどめることで，眼窩上神経を温
存することが可能となり，前額部の知覚が温存さ
れる(図2)．帽状腱膜が温存されることで，その
表層に存在する毛根を障害するリスクが低下し禿
髪を予防可能となる．また前頭筋が温存されるこ
とで，閉頭の際に用いられるプレート類が前頭筋
によって被覆され，これらのプレート露出の予防
になることが期待される．また，前頭筋の犠牲に

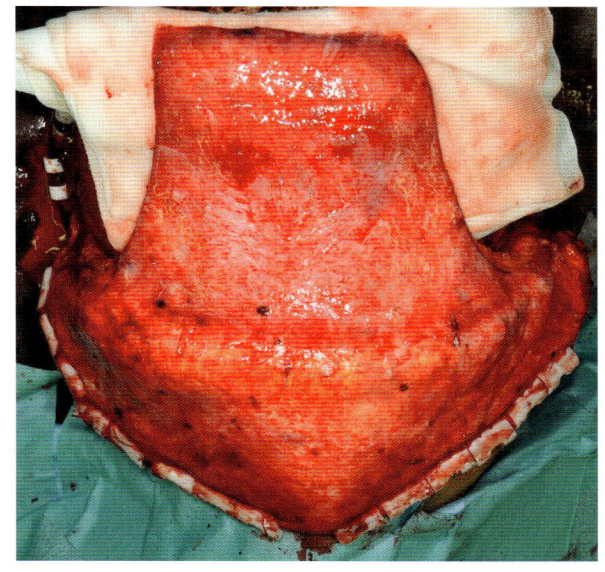

図 3. 帽状腱膜と骨膜の間にある粗な結合織を骨膜
側につけることで，比較的厚みのある血流良好
な pericranial flap を挙上することができる．

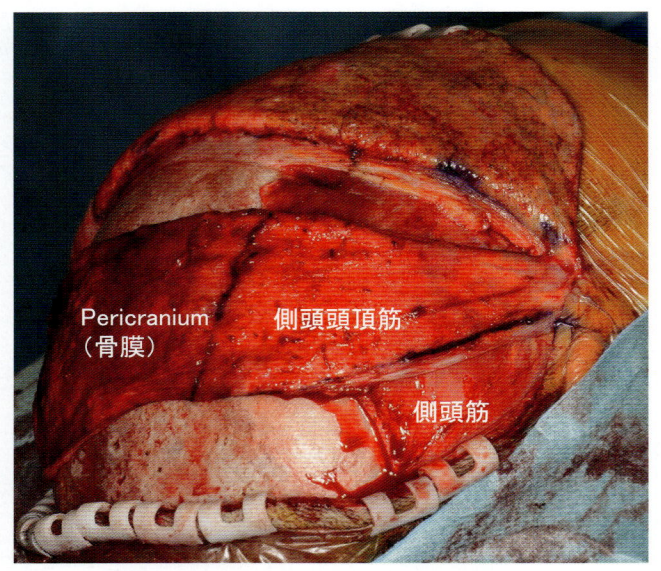

図 4. 側頭筋を下床に温存しつつ，側頭頭頂筋骨膜弁として
しなやかで長い皮弁を挙上することができる.

よる表情皺の消失や，プレートが皮下に浮き上がり整容性が低下するという問題も回避することができる.

Pericranial flap の利用の限界として，術前照射例では合併症率が上がることが報告[8][17]されている. その場合には遊離皮弁に切り替えるか，遊離皮弁の利用が困難な場合には帽状腱膜や前頭筋を含めて挙上するのがよいと思われる.

Muscle sparing laterally based pericranial flap（MS-PCF）：側頭頭頂筋骨膜弁の実際

側頭筋を温存し，側頭頭頂筋に pericranial flap をつけて挙上する側頭頭頂筋骨膜弁（MS-PCF）の挙上のコツと実際を述べる. 側頭頭頂筋は浅側頭動脈によって栄養されるため，例えば中頭蓋底腫瘍への栄養血管として深側頭動脈が処理された場合でも使用することができる. 逆に再開頭例などで，浅側頭動脈が犠牲になっている場合は使用できない点がこの皮弁の限界でもある. 側頭筋を温存しつつ，比較的長く，しなやかな皮弁を挙上することができるため（図4），bulky になりすぎず，整容性という顔面機能を温存する頭蓋底再建が可能となる. 一方でボリュームとしては小〜中等度であるので，大きな組織欠損を生じるような

場合には遊離皮弁に切り替えるのがよい.

本皮弁は挙上にポイントがあり，その要点は，① 栄養血管としての浅側頭動脈を皮弁に含め，またその末梢の交通枝が pericranium に入る部位を温存するように剥離する層を変えながら挙上する（図5），② 挙上のアプローチに際して毛根損傷に注意する（図6），という 2 点が挙げられる. 前者に関しては剥離の際に側頭頭頂筋の表層に浅側頭動脈が走行するために，これを皮弁に含めることを意識し，損傷しないように丁寧な止血と剥離をすすめることがポイントとなる（図6）. また側頭頭頂筋とその末梢に連絡する pericranium は厳密には剥離層が異なるために，皮弁挙上の際にこの異なる層をオーバーラップさせつつ，剥離層を変えていくというところが皮弁挙上の最大のポイントとなる（図5）[10]. 後者においては，側頭頭頂筋が毛根を含む頭皮脂肪層の直下に存在するため（図6），剥離の際にはこの毛根を残しながら側頭頭頂筋を露出させていくこととなる. 愛護的にメスや剪刀を用いて剥離を行い，毛根に機械的損傷や熱損傷を加えないようにすることが重要である. 軽度から中等度の禿髪を生じることがあるが，過去の検討ではこれらは一過性のものであり全例術後 3〜4 か月の時点で回復が見られていた[10].

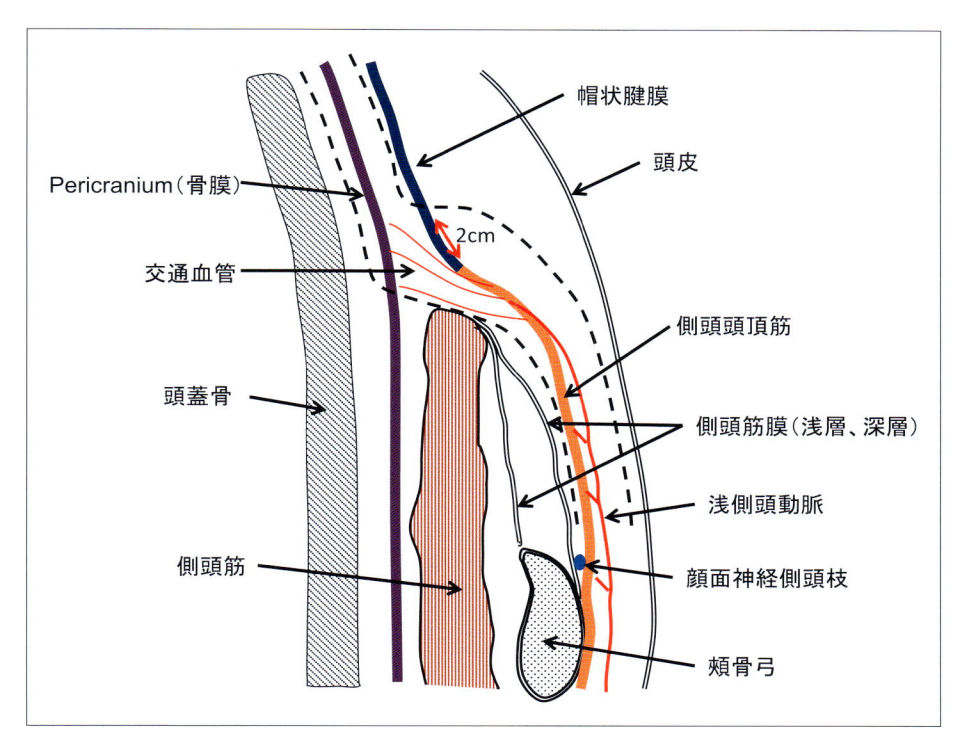

図 5. 側頭頭頂筋, 骨膜, 栄養血管とその交通血管の相互関係のシェーマ
側頭頭頂筋が骨膜に交通血管を出しながら, 帽状腱膜に移行する部位で, 点線で示す
剥離レイヤーが変わるので注意を要する. この交通血管が含まれる約2cmのエリア
を皮弁に含め, 温存するのが挙上のポイントである.

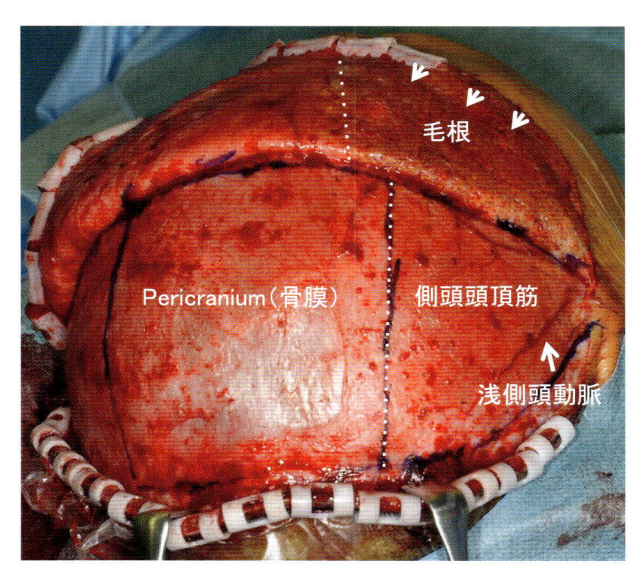

図 6. 側頭頭頂筋の剥離範囲では翻転された頭皮に短い白い矢印で
示されるように毛根が露出されるので, 熱損傷, 機械的損傷に
注意する. また表層に浅側頭動脈が走行するので, これを障害
しないように皮弁に含めて挙上する.

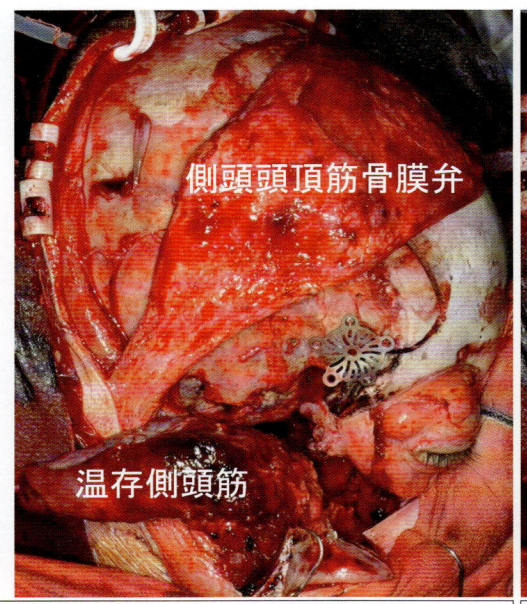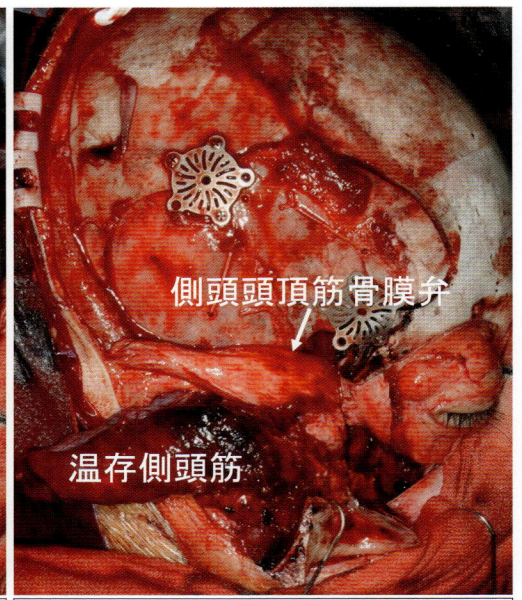

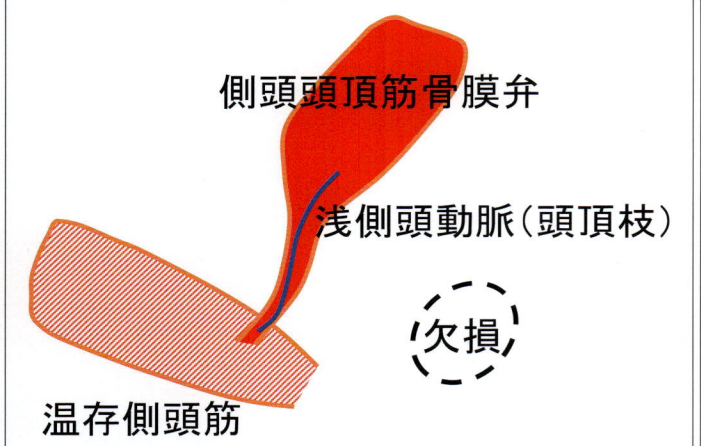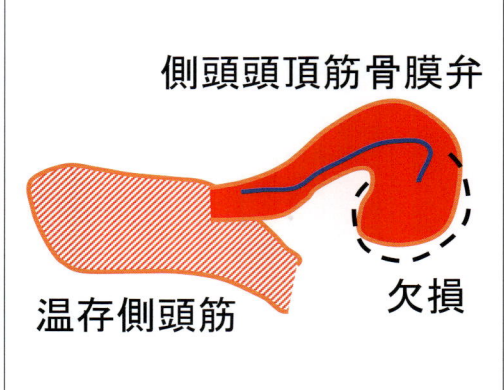

図 7. 左図は欠損に対する側頭頭頂筋骨膜弁，温存側頭筋の配置の関係に関するシェーマ
右図は実際に皮弁を欠損に配置したところ

Ⅱa，Ⅱcの欠損[2]に対しては十分なボリュームとして再建に利用でき，その長さとしなやかさを生かして，容易に中頭蓋底の欠損部の頭蓋-副鼻腔閉鎖を行うことができる(図7)．またこの皮弁は長さがあるため，前頭蓋底欠損に充填することも可能である．温存した側頭筋を元の位置に戻すことで，術後の整容性の確保が可能となる(図8)．

機能に配慮した頭蓋底再建がもたらすもの

しばしば頭蓋底再建においては，皮弁挙上の確実・容易さ，血流の安定，十分なボリュームを持つという観点から，再建の安全性，合併症の回避

を狙って遊離腹直筋皮弁が利用されてきた[15)18]．またそれに準ずる形で，前頭筋や側頭筋を含めた局所皮弁が用いられてきた．一方，頭蓋底再建の手術手技の安全性が向上し洗練される中で，頭蓋底再建も bulky な組織で欠損を充填するだけでなく次のゴールを目指す段階にきていると考えられる．実際に bulky な皮弁を頭蓋底に留置したことによる術後の意識障害の報告[19]や頭皮の菲薄化によるプレート露出などがみられることがある．

機能に配慮して muscle sparing による頭蓋底再建を行うことで整容性という顔面機能が温存されるだけでなく，頭蓋底に至る頭皮，頭蓋の機能

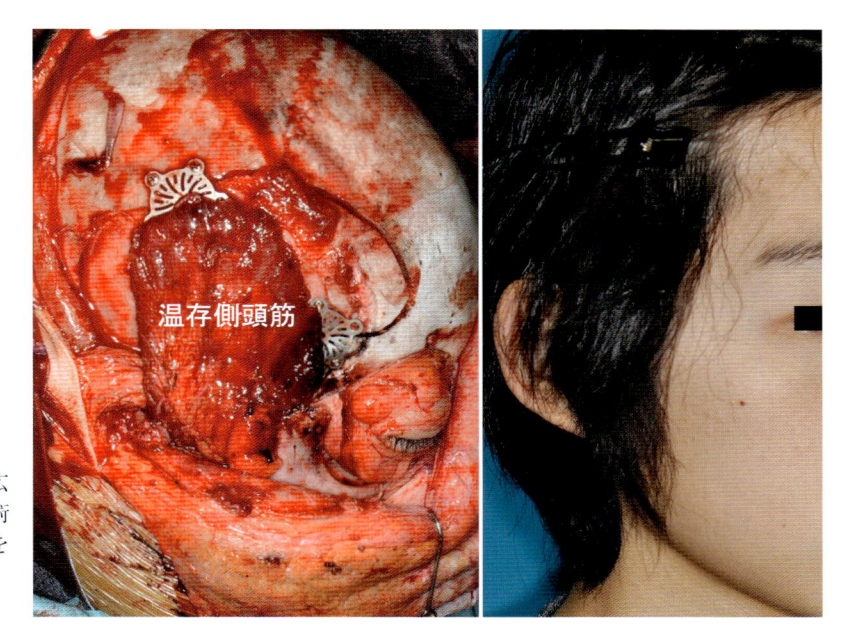

図 8.
温存側頭筋を元の位置に戻し，広げるように再固定することで，術後の側頭陥凹を回避し，整容性を確保できる．

（図中）温存側頭筋

が温存され合併症の低減にもつながると思われる．さらに頭蓋底領域においては，髄膜腫など複数回の再発の可能性がある再建において，こうして温存された組織が再発時の再建材料として利用可能[9]である．

このように機能に配慮した頭蓋底再建は，頭蓋底再建に次のステップにいく可能性をもたらすと思われる．

参考文献

1) 矢野智之，岡崎　睦：【悪性腫瘍切除後の頭頸部再建のコツ】頭蓋底手術における再建手術．PEPARS. **60**：1-8, 2011.
2) Yano, T., et al.：A new concept for classifying skull-base defects for reconstructive surgery. J Neurol Surg B Skull Base. **73**：125-131, 2012.
3) Yano, T., et al.：Review of skull base reconstruction using locoregional flaps and free flaps in children and adolescents. Skull Base. **21**：359-364, 2011.
4) Fukuda, S., et al.：Surgical results of skull base surgery for the treatment of head and neck malignancies involving skull base：multi-institutional studies on 143 cases in Japan. Auris Nasus Larynx. **28**(Suppl.)：71-75, 2001.
5) Hamdi, M., et al.：Lumbar artery perforator flap：An anatomical study using multidetector computed tomographic scan and surgical pearls for breast reconstruction. Plast Reconstr Surg. **138**：343-352, 2016.
6) Opsomer, D., van Landuyt, K.：Indications and controversies for nonabdominally-based complete autologous tissue breast reconstruction. Clin Plast Surg. **45**：93-100, 2018.
7) Haddock, N. T., et al.：101 consecutive profunda artery perforator flaps in breast reconstruction：Lessons learned with our early experience. Plast Reconstr Surg. **140**：229-239, 2017.
8) Yano, T., et al.：Reliability of and indications for pericranial flaps in anterior skull base reconstruction. J Craniofac Surg. **22**：482-485, 2011.
9) Yano, T., et al.：Feasibility and advantage of a muscle-sparing laterally based pericranial flap. J Craniofac Surg. **27**：552-557, 2016.
10) Fu, C. H., et al.：Use of a galeopericranial flap for the reconstruction of anterior cranial base defects. Chang Gung Med J. **28**：341-348, 2005.
11) Kiyokawa, K., et al.：A reconstruction method using musculopericranial flaps that prevents cerebrospinal fluid rhinorrhea and intracranial complications after extended anterior skull base resection. Skull Base Surg. **9**：211-219, 1999.
12) Smith, J. E., et al.：Temporalis muscle flap for reconstruction of skull base defects. Head Neck. **32**：199-203, 2010.
13) Price, J. C., et al.：The pericranial flap for reconstruction of anterior skull base defects.

Laryngoscope. **98**：1159-1164, 1988.

14）Noone, M. C., et al.：Pericranial flap for closure of paramedian anterior skull base defects. Otolaryngol Head Neck Surg. **127**：494-500, 2002.

15）Gil, Z., et al.：A comprehensive algorithm for anterior skull base reconstruction after oncological resections. Skull Base. **17**：25-37, 2007.

16）矢野智之ほか：両側 dismasking flap アプローチにおける前方茎 pericranial flap を用いた前頭蓋底再建の経験．日頭顎顔会誌．**25**：68-74, 2009.

17）Yano, T., et al.：Use of intraoperative fluorescent indocyanine green angiography（ICGA）for real-time vascular evaluation of pericranial flaps. Ann Plast Surg. **76**：198-204, 2016.

18）Chang, D. W., et al.：Reconstructive management of cranial base defects after tumor ablation. Plast Reconstr Surg. **107**：1346-1355；discussion 1356-1357, 2001.

19）山口　将ほか：頭蓋底再建後に筋皮弁腫大による意識障害をきたした1例．脳外誌．**21**：44-49, 2012.

20）矢野智之ほか：再発を繰り返した頭蓋底腫瘍に対して複数回の遊離皮弁再建を行なった症例の検討．頭頸部癌．**38**：6-12, 2012.

すべての外科系医師に送る、手術をステップアップさせる1冊！

PEPARS （ペパーズ） No.123 2017年3月増大号

オールカラー 192頁　定価 5,200 円＋税

実践！よくわかる縫合の基本講座

編集／東京医科大学兼任教授　菅又　章

"きれいな"縫合のコツを
　　　エキスパート講師陣が伝授！

ぜひ手にお取り下さい！

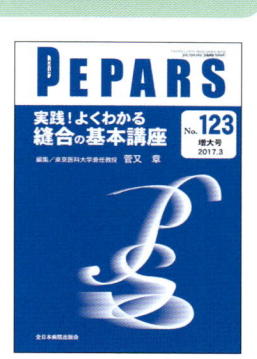

目次

㈱全日本病院出版会

〒113-0033　東京都文京区本郷 3-16-4
TEL：03-5689-5989　FAX：03-5689-8030
http://www.zenniti.com

PEPARS No.136：10-17, 2018

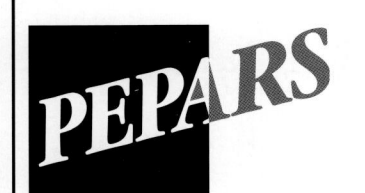

上顎全摘症例における機能的再建

松本　洋[*1]　木股敬裕[*2]　杉山成史[*3]　小野田　聡[*4]

Key Words：上顎全摘術（total maxillectomy），眼窩底（orbital floor），口蓋（palate），機能（function），再建（reconstruction）

Abstract　中顔面に位置する上顎は，それ自体が骨性輪郭を成し顔面形態に重要な役割を果たすと同時に，眼球の保持と口腔鼻腔の遮断を担っている．したがって上顎が全摘出されると，整容的な問題と同時に種々の機能的な問題が生じる．上顎全摘後の一次再建において最も優先すべきことは眼球の保持と口蓋の閉鎖と考える．一次再建でこの両者が達成できれば患者の術後 QOL は比較的維持される．続いて機能面で重要なことは，切除によって生じた歯牙欠損に対する歯科補綴と適切な鼻腔の確保と考える．歯科補綴は義歯装着やインプラントの植立であるが，安定した歯科補綴を実現するには硬組織再建は必須で，かつ解剖学的に類似した構造を成さなければならない．また，再建後に鼻閉感を生じると患者のQOL 低下につながるため，この点にも意識を払う必要がある．加えて，一次再建後は必要に応じて二次修正術を行い，よりよい整容性，機能性の改善を図っていくことが重要と考える．

はじめに

　上顎癌の原発巣切除において最も頻度の高い術式は上顎全摘術である．上顎全摘後の再建法は人工物の使用から血管付き遊離自家骨移植まで様々であり，ゴールドスタンダードとなっている術式はいまだにない．しかし，上顎全摘術により生じる機能的損失を修復する必要性は，いかなる再建方法を用いても変わらない．本稿では上顎全摘後の「見る」「話す」「食べる」機能を中心に，その再建法について述べる．

上顎の構造と機能

　上顎は中顔面に位置し，その構造は，上方は眼窩下壁，下方は口蓋と歯槽，内側は鼻腔を形成している（図 1）．骨性輪郭としての顔面形態の維持に加え，機能的には眼球や眼瞼を保持することで視機能に関与する．さらに口腔と鼻腔の遮断と，歯牙の支持により摂食・会話機能に関与する．また，鼻腔の維持も担っている．これらはいずれも人間が生きていく上で欠くことができない機能であり，上顎再建が患者の術後 QOL に対し果たす役割は非常に大きい．

上顎全摘術後の状態

　一般的な上顎全摘後の状態を図 2 に示す．上顎下方では，硬口蓋と歯槽の半側が切除され，口腔と鼻腔が交通し，歯牙も欠損する．一方，上方において眼窩下壁骨膜が温存された場合，眼球の位置は比較的保たれ術後の眼球陥凹は目立たない

*1 Hiroshi MATSUMOTO，〒700-8558　岡山市北区鹿田町 2-5-1　岡山大学病院頭頸部がんセンター形成再建外科，助教
*2 Yoshihiro KIMATA，同，主任教授
*3 Narushi SUGIYAMA，同，助教
*4 Satoshi ONODA，同，助教

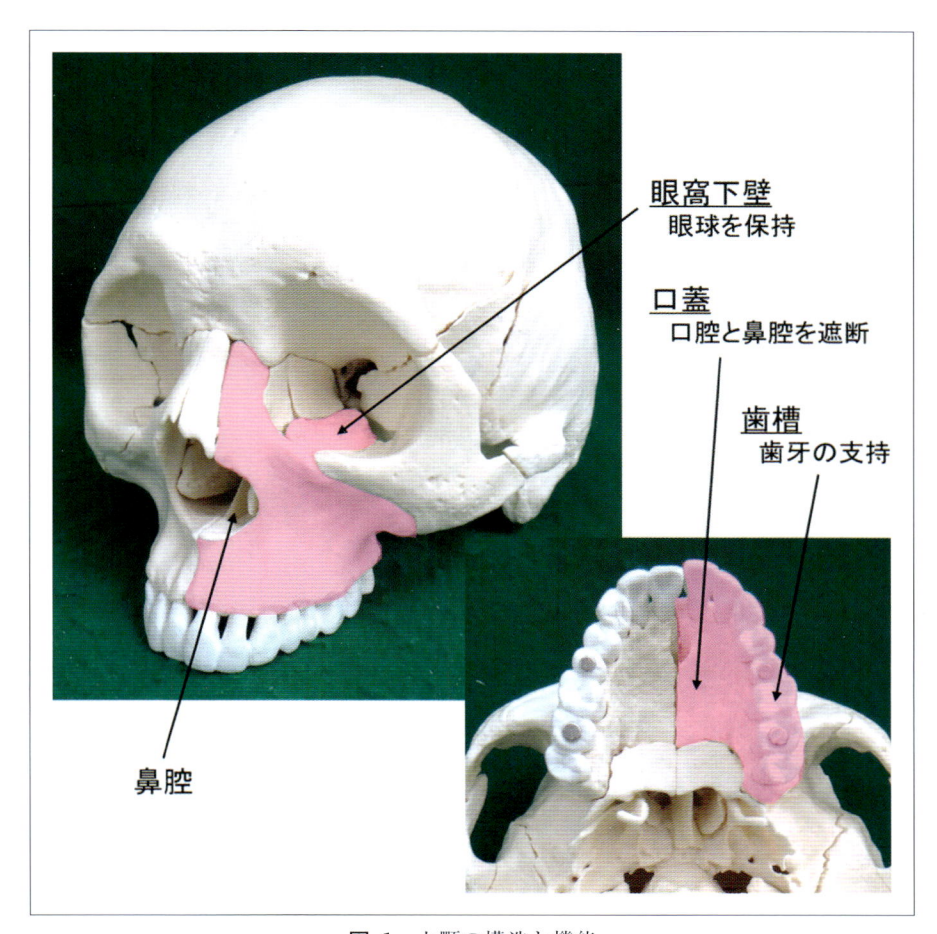

図 1. 上顎の構造と機能

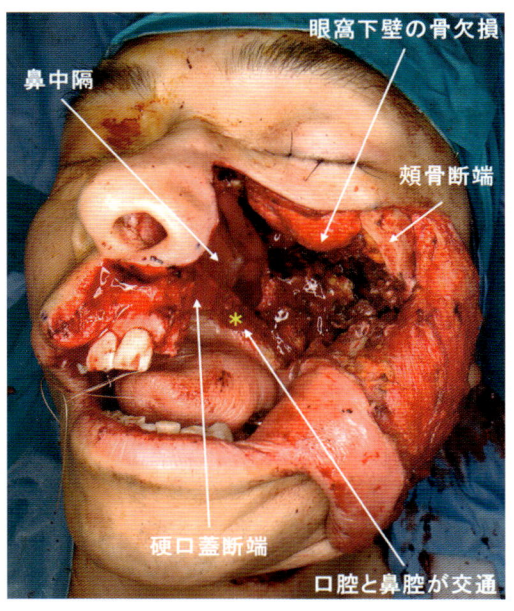

図 2. 眼窩下壁骨膜も含めた上顎全摘後の状態

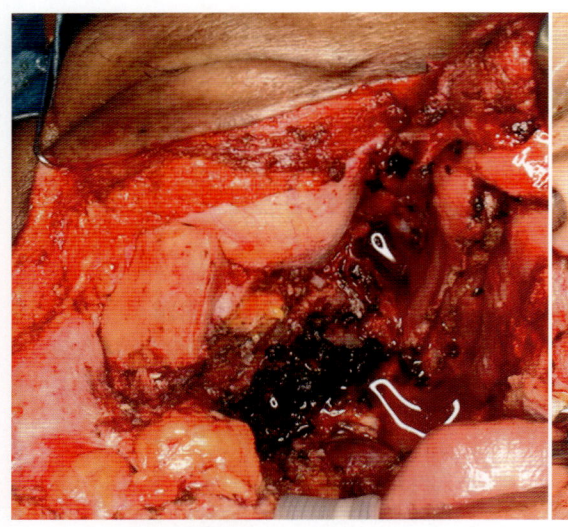
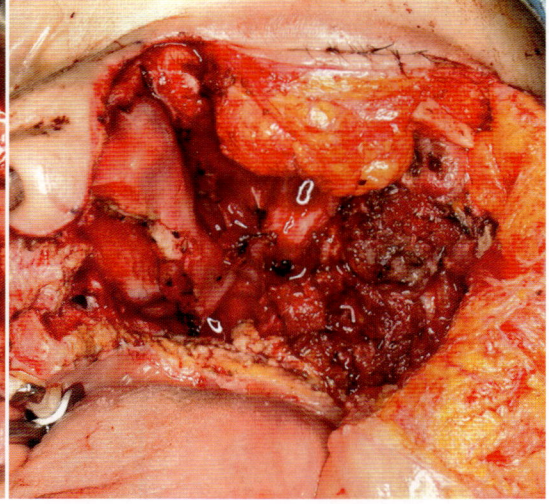

a．眼窩骨膜温存　　　　　　　　　　　　　b．眼窩骨膜合併切除

図 3．眼窩骨膜の有無による眼窩内容の変化

が，骨膜が合併切除された場合は眼窩内脂肪が脱出し，著明な眼球陥凹を生じる（図 3）．

上顎再建の目的と現状

上顎再建の目的は，整容性の維持と日常生活上支障をきたさない機能回復である[1]．特に上顎再建においては，この両者は密接に関係しており，良好な形態が再建できれば結果として機能も優れており，その逆も然りである．

上顎全摘後の機能再建で最も優先すべきことは以下の 2 つと考える．

① 眼球の支持（眼窩底再建）

② 鼻腔と口腔の遮断（口蓋再建）

これらに加えて，術後の歯科補綴を考慮した硬組織再建や鼻腔の確保がある．

眼窩下壁の再建はこれまで自家骨[2]や筋膜[3]，チタンメッシュプレート[4]~[7]など，種々の再建材料が用いられてきた．チタンメッシュプレートなど人工物での再建は術後感染や露出のリスクが懸念されるが，人工物を軟部組織でしっかりと被覆することで術後合併症は軽減できると考える[5,6]．当科では基本的に眼窩下壁の再建はチタンメッシュプレートを用いているが，これまで感染や露出により摘出にいたった症例はない．したがって現在のところ，強度や加工性，手技の容易さから眼窩下壁の再建材料としてはチタンメッシュプレートが最適と考えている．

一方，口蓋の再建方法は顎義歯（義顎）か皮弁のいずれかである．顎義歯による口蓋の閉鎖は手術手技が簡便かつ低侵襲で，術後に腫瘍切除部の観察が容易などの長所がある．しかし，無歯顎症例や口蓋の切除が大きく（口蓋半切以上や軟口蓋合併切除など）なると顎義歯の安定性が得られにくくなり，鼻腔への逆流や鼻咽腔閉鎖不全などをきたしやすくなる[8]~[10]．また，頭頸部癌患者の多くは高齢者であり，顎義歯の清掃など日々の管理が十分にできず，かえって口腔環境の悪化を招く可能性も指摘もされている[9]．

一方，皮弁での口蓋閉鎖は，皮弁採取部の犠牲はあるものの watertight な閉鎖が永久的に獲得でき，再建後は特にケアを必要とせず，骨移植を併用するとインプラントの植立も可能となる．当科で行った過去の検討では，顎義歯使用患者の口蓋を二次的に皮弁で再建し，術前後でアンケート調査を行ったところ，すべての患者で QOL の改善がみられた．文献的にも顎義歯と皮弁閉鎖を比較し，術後の QOL は皮弁再建の方がよいとの報告[9,10]がなされている．これらのことより当科では皮弁を用いた口蓋再建を第 1 選択としている．

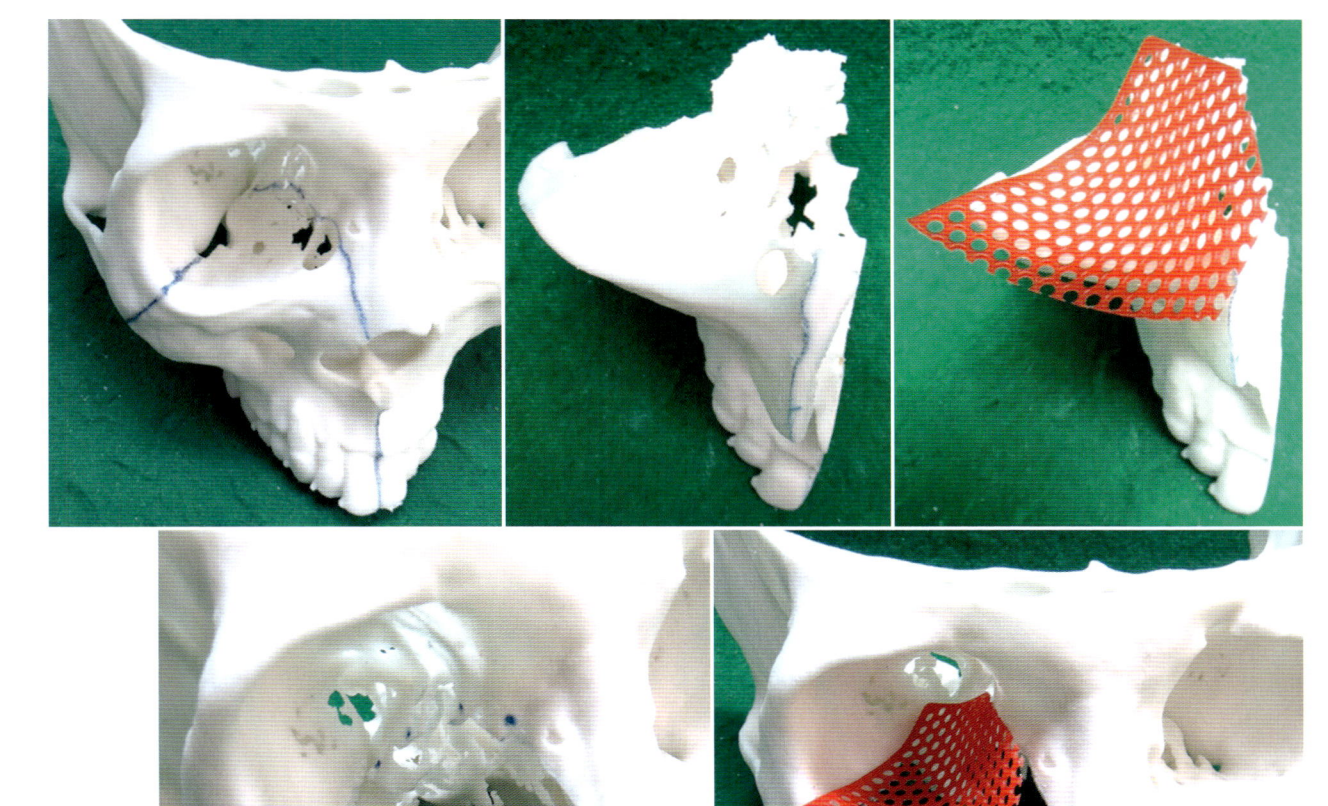

図 4. 眼窩下壁チタンメッシュプレートの成形

```
a | b | c
─────────
  d | e
```

a：上顎切除線
b：眼窩下壁の切除面
c：下壁の切除面に沿ってプレートを成形
d：術中にワイヤリングするために小孔を開ける位置(図内の青い●)
e：プレートを眼窩内に挿入し骨辺縁にオーバーラップさせて固定

実際の再建手技

上顎全摘後の再建のゴールは機能性と整容性の両立であり，これらは1回の手術で達成できるものではないと考えている．したがって，腫瘍切除後の再建(一次再建)とその後の修正術(二次修正)など，各段階における手術の目的を明確化して，後につながる再建術式を検討する必要がある．

以下に，当科で行っている上顎全摘後の機能再建法について述べる(本稿では機能面を中心に解説し，骨性輪郭再建などの形態再建については他稿[11)12)]に譲る)．

1. 上顎一次再建術

A. 眼窩下壁の再建

眼窩下壁の骨膜が温存された場合，眼球は比較的良好な位置に保たれ，オリエンテーションもつきやすい．一方，眼窩下壁の骨膜が合併切除された場合は，脱出した眼窩内脂肪組織により再建すべき下壁の位置(高さ)や，骨欠損の大きさがわかりにくくなる(図3)．このため前もってモデルサージャリーを行い，骨切りラインから再建材料の形状と大きさを決めておく(図4)．手術ではそれを基にチタンメッシュプレートを成形するが，眼窩骨辺縁にプレートをオーバーラップさせて固

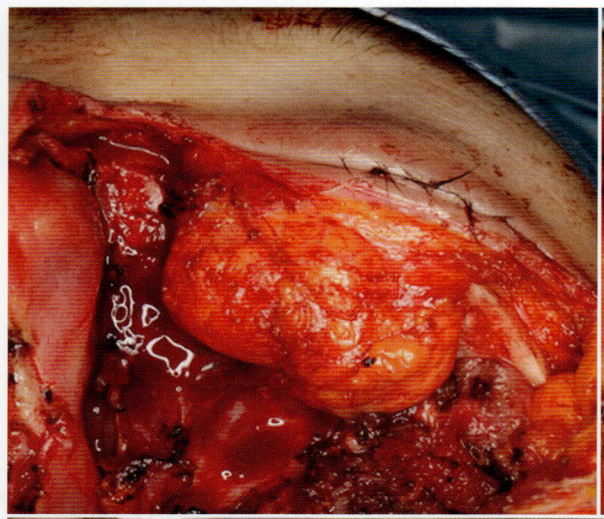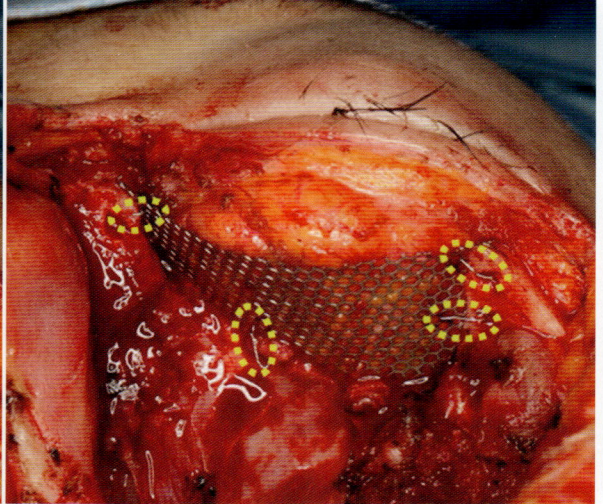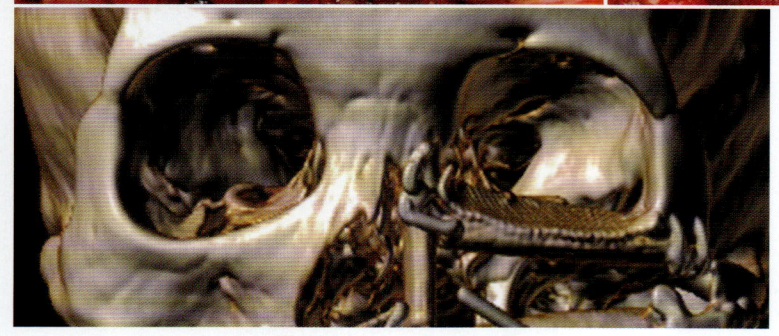

図 5. チタンメッシュプレートによる眼窩下壁の再建

a ：再建前

b ：プレートを 0.15 mm ワイヤー 4 本で残存骨に固定し，脱出した眼窩内脂肪を完納

c ：移植骨で infraorbital rim を再建し，プレートを支持する．

定するため，実際の骨欠損より各辺 2 mm 程度大きめに切り出しておく．次に，残存している眼窩骨の辺縁に 1 mm の小孔を 4～6 か所開け，その孔に対応する部位をプレートにマーキングする．そして，0.15 mm ワイヤーを全ての孔とプレートにあらかじめ通し，眼窩脂肪を脳ベラなどで眼窩内に完納しながらプレートを固定していく．これだけでも十分な固定力が得られるが，infraorbital rim に自家骨移植を行いチタンメッシュプレートの支持をすると，より強固な眼窩下壁の再建ができる（図5）．

B．口蓋の再建

通常，上顎全摘後の口蓋欠損は歯槽部を含めた硬口蓋半側切除となるため，口腔前庭と軟口蓋は温存されている．この欠損部を皮弁で被覆するが，

口唇の支持組織である歯槽骨が欠損するため，移植皮弁が小さいと上口唇や頬部皮膚が口腔側に引き込まれてしまう．したがって欠損部よりやや大きめの皮弁で被覆する必要がある．具体的には口蓋半側の欠損に対し移植する皮弁の幅は 4 横指程度（6～7 cm）とする．健側硬口蓋粘膜を骨膜下で 5 mm 程度剝離して縫いしろを作成しておく．縫い付けの順序は，軟口蓋断端から硬口蓋粘膜と頬部粘膜を順次口唇方向へ縫い進める．この際，術後に皮弁と粘膜の縫合部が瘢痕拘縮をきたすことを考慮し，皮弁と粘膜の縫合ピッチを粘膜に対し皮弁を少し大きめに取るようにする．また，縫合部辺縁が内反した状態で縫合されると癒合不全から術後瘻孔を生じる原因となるため，適宜マットレス縫合を行い創縁の外反を確認しながら縫合を

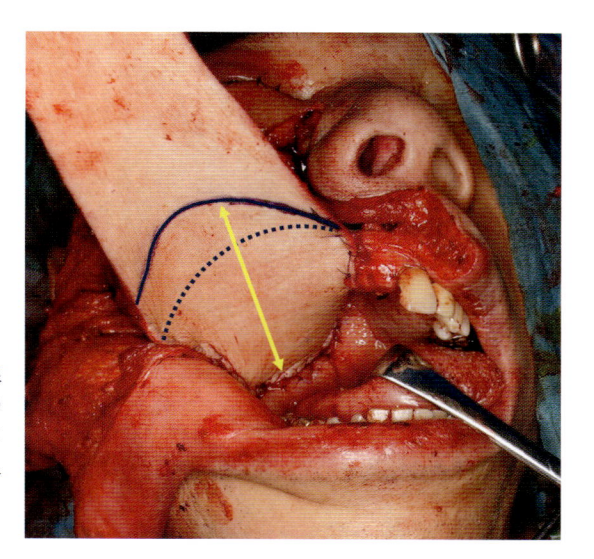

図 6.
口蓋部の皮弁縫い付け
展開されている上口唇粘膜を点線部で縫合するよりも，黄色矢印の長さを十分確保した方が，術後に上口唇が口腔側に引き込まれず良好な顔面形態が再現できる．

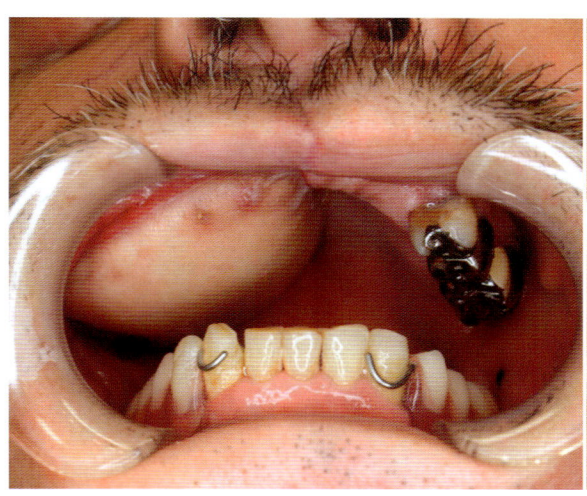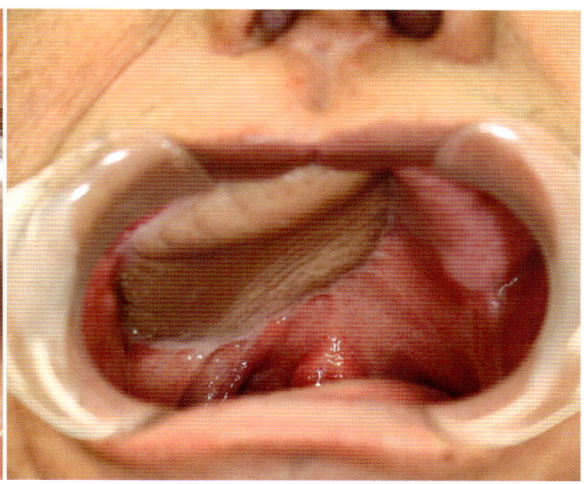

a|b

図 7. 皮弁再建後の口蓋形態の比較
　a：腹直筋皮弁で再建（硬組織再建なし）．皮弁のボリュームが多く口腔内に下垂している．
　b：肋骨付き前鋸筋広背筋皮弁で再建（硬組織再建あり）．硬組織による移植組織の支持と，移植筋体の萎縮により口蓋がハイアーチ形状になっている．

進める．口腔前庭部の縫合では，展開されている上口唇の皮膚を戻し，軟口蓋断端から口腔前庭縫合部までの長さを十分確保して皮弁をトリミングし縫合する（図6）．

　口蓋を皮弁で再建した場合，術後に移植組織が口腔内に下垂し，咀嚼や会話時に舌の動きを妨げて患者がストレスを感じることがある．当科では上顎欠損部を主に筋肉で充填し，術後に筋肉が萎縮，瘢痕拘縮化するようにしている．こうすることで，再建口蓋が上方へ引き上げられ，結果的に良好な口腔形態（ハイアーチ形状）が再現できている（図7）．

C．歯科補綴を考慮した上顎硬組織再建

　上顎全摘後に安定した義歯の装着やデンタルインプラントの植立を行うには，その土台となる硬組織再建は必須で，かつ下顎骨との位置関係に留意する必要がある．上顎全摘後に硬組織再建を行う際，単に上顎断端と頬骨断端を橋渡すように骨の固定を行うことが多いが，この方向の固定では下顎歯槽骨のベクトルと異なるため，インプラントの植立が困難なことがある．したがって，無歯

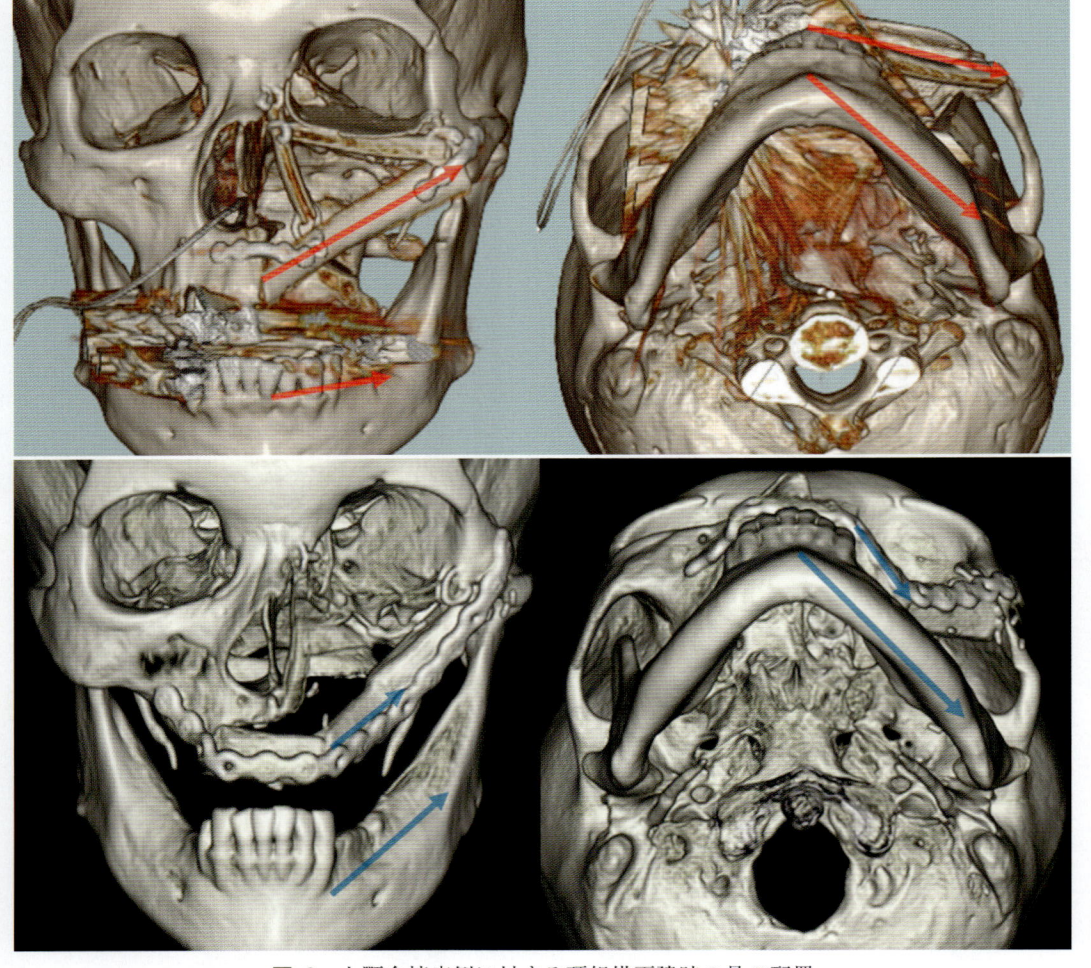

図 8. 上顎全摘症例に対する硬組織再建時の骨の配置
a：上顎断端と頬骨断端を単に橋渡しする骨の配置では，上顎再建骨と下顎歯槽部のベクトル
　が 3 次元的に異なっている．
b：腓骨を 2 か所で骨切りして配置．再建骨のベクトルは下顎歯槽骨のベクトルと概ね一致し
　ている．

顎症例など術後にインプラントの植立を検討して
いるような症例では，移植骨の配置を十分に検討
する必要がある（図 8）．

D．鼻腔の確保

鼻腔の機能は，発声時の共鳴作用や吸気の加湿
など日常生活においてあまりその機能を自覚する
ことはない．しかし，いったん術後に鼻閉感が生
じ，それが持続すると患者の QOL の低下を招く．
上顎再建後の鼻腔の状態についてはこれまであま
り論じられたことはないが，鼻腔の維持と鼻呼吸
に対しても再建時に十分意識を払う必要がある．
自験例において，移植組織の過多や nasomaxil-

lary buttress を再建した骨の影響で鼻腔が狭小化
した症例をわずかながら経験した．Nasomaxil-
lary buttress の固定位置の調整や移植組織が多
く，鼻腔の狭小化が危惧される場合は，移植組織
が落ち着くまでの期間（1 か月程度），nasal air-
way などを留置し鼻腔維持に努める[7]．

2．上顎二次修正術

上顎一次再建後，移植組織の下垂や瘢痕拘縮，
表情筋の麻痺性変化により経時的に機能障害をき
たすことがある．特に，Weber-Fergusson 切開
でアプローチがなされた場合，術後に眼輪筋の弛
緩性変化や瘢痕拘縮に伴う下眼瞼の外反や下垂が

生じることがある．下眼瞼の切開部位に関する検討で，睫毛下切開は，切開部の瘢痕は目立ちにくいが術後に外反や下垂を生じやすく，一方，眼窩下縁の高さでの下眼瞼切開では，術後の外反や下垂は生じにくい代わりに醜状瘢痕や下眼瞼浮腫を生じやすいことが指摘されている[7)13]．当初，我々は睫毛下切開を用いていたが，術後の下眼瞼外反，下垂の程度が強く，修正に軟骨移植などやや煩雑な手技を要したため，最近は下眼瞼切開を用いている．下眼瞼切開でも軽度の外反を生じることはあるが，切開から瞼縁までの間に十分な軟部組織が介在するため，lateral tarsal strip 法など比較的簡便な手技で修正可能である．また，懸念される醜状瘢痕や下眼瞼の浮腫性変化もほとんど見られていない．

まとめ

上顎癌全摘後の機能再建について，当科で行っている方法を具体的に述べた．これまで種々の再建材料による，多くの上顎再建法が報告されているが，機能，形態的に満足でき，標準化された再建法は依然として確立されていない．

一方，患者は上顎全摘術を受ける前に，術後の形態変化や機能低下を予想することはおそらく困難で，その状態に直面して初めて現状を理解することになる．したがって術前に，手術の具体的な方法から術後の機能的問題，経時的変化も含めた形態変化とそれに対する修正術の可能性をあらかじめ十分に説明しておく．そして術後は定期的に再建部の状態を評価し，患者の希望に応じて積極的に修正術を行うことで良好な機能と整容性の改善が得られると考える．

参考文献

1) Muzaffar, A. R., et al.：Maxillary reconstruction：functional and aesthetic considerations. Plast Reconstr Surg. **104**：2172-2183, 1999.

2) Lee, H. B., et al.：Orbital floor and infraorbital rim reconstruction after total maxillectomy using a vascularized calvarial bone flap. Plast Reconstr Surg. **104**：646-653, 1999.

3) Jung, B. K., et al.：Orbital floor reconstruction using a tensor fascia lata sling after total maxillectomy. J Craniomaxillofac Surg. **44**：648-653, 2016.

4) Nakayama, B., et al.：Reconstruction using a three-dimensional orbitozygomatic skeletal model of titanium mesh plate and soft-tissue free flap transfer following total maxillectomy. Plast Reconstr Surg. **114**：631-639, 2004.

5) Hashikawa, K., et al.：Simple reconstruction with titanium mesh and radial forearm flap after globe-sparing total maxillectomy：a 5-year follow-up study. Plast Reconstr Surg. **117**：963-967, 2006.

6) Sarukawa, S., et al.：Immediate maxillary reconstruction after malignant tumor extirpation. Eur J Surg Oncol. **33**：518-523, 2007.

7) Trosman, S. J., et al.：Large orbital defect reconstruction in the setting of globe-sparing maxillectomy：The titanium hammock and layered fibula technique. Microsurgery. 2017 Aug 14[Epub ahead of print]

8) 楠見 彰：口蓋再建法．口腔・咽頭科．**9**(2)：279-285，1997.

9) Genden, E. M., et al.：Comparison of functional and quality-of-life outcomes in patients with and without palatomaxillary reconstruction：a preliminary report. Arch Otolaryngol Head Neck Surg. **129**：775-780, 2003.

10) Moreno, M. A., et al.：Microvascular free flap reconstruction versus palatal obturation for maxillectomy defects. Head Neck. **32**：860-868, 2010.

11) 松本 洋ほか：【イチから学ぶ！頭頸部再建の基本】頭蓋底・上顎再建の基本．PEPARS．**113**：52-59，2016.

12) 松本 洋ほか：【上顎癌治療の最前線】肋骨付き前鋸筋―広背筋皮弁を用いた上顎再建．形成外科．**59**：387-396，2016.

13) Bahr, W., et al.：Comparison of transcutaneous incisions used for exposure of the infraorbital rim and orbital floor：a retrospective study. Plast Reconstr Surg. **90**：585-591, 1992.

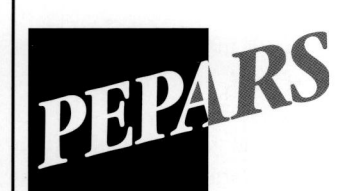

◆特集／機能に配慮した頭頸部再建

口角を含む頬全層欠損の再建

寺尾　保信*

Key Words：頬全層欠損(through and through cheek defects)，頬再建(cheek reconstruction)，口角再建(oral commissure reconstruction)，機能再建(functional reconstruction)，遊離皮弁(free flap)

Abstract　　口角を含む頬全層欠損例では，皮膚と粘膜の lining 再建と口角および口唇の機能再建が必要になる．皮膚再建では整容性を考慮した皮弁の選択と顔貌の再現を考慮し，必要に応じて二次的に皮島の縮小や脂肪の切除，鼻唇溝の再建などを行う．粘膜再建では開口を妨げない十分な面積と柔軟性を持ちながら，閉口時に邪魔にならない構造の再現に留意する．機能再建では口角の下垂予防と口唇の完全閉鎖を達成するために，皮弁の面積を調節するとともに腱や筋膜の移植により口唇と口角を牽引する．さらに広範囲の欠損では動的再建を検討する．表情筋を有する "動く皮膚" である頬部皮膚を "動かない皮膚" である皮弁で再建するには，機能の欠損状況に応じた工夫が必要である．

はじめに

　口角を含む頬全層欠損の再建では，皮膚と粘膜が失われるだけでなく，Modiolus が切除されることで口角や口唇を外側に牽引する表情筋と口唇を内側に窄める口輪筋のバランスが崩れる．したがってその再建では皮膚と粘膜の lining 再建と口角・口唇の機能再建が必要となる．皮膚再建では整容性を考慮しなければならず，粘膜再建では開口を制限せず閉口時にも邪魔にならない構造が求められる．機能再建では口角を外側に牽引する表情筋と口唇を窄める口輪筋の拮抗する作用のバランスを再建することで口角下垂の予防と口唇閉鎖を達成しなければならない．これらを達成するには，皮弁(動かない皮膚)で表情筋を有する頬部皮膚(動く皮膚)を再建する工夫が必要になる．

＊　Yasunobu TERAO，〒113-8677　東京都文京区本駒込三丁目 18 番 22 号　がん・感染症センター都立駒込病院形成再建外科，部長

皮弁の選択

　小範囲の欠損であれば局所皮弁や粘膜弁，植皮の組み合わせなどで再建することもできるが，ある程度の大きさを有する欠損では遊離皮弁の移植が第一選択となる．下顎や舌など口腔内の広範囲の欠損を伴う場合は 2 つの皮弁を移植することもあるが，通常は 1 つの血管茎の皮弁を二皮島，一皮島の折り重ね，皮弁と植皮の組み合わせとして使用することで二面の lining を再建する．前腕皮弁や前外側大腿皮弁，腹直筋(深下腹壁動脈穿通枝)皮弁，鼠径皮弁などが選択肢となり，皮膚の性状(しなやかさ，色調，発毛状態など)や脂肪の厚さを見極めて適した皮弁を選択する[1]~[4]．

口腔粘膜の再建

　粘膜側の lining 再建では，開口を制限しない十分な面積を有しつつ，閉口時に誤咬しないという構造を作らなければならない．そのためには薄くしなやかな皮弁で，開口制限とならない範囲で皮島の面積を小さくすることが重要となる[4]．欠損

が頬粘膜後方（下顎枝前縁）に及ぶ場合は，開口制限をきたさないために皮弁の上下径を確保すべきだが，前方の上下径や前後径はある程度小さくできる．皮弁縫着時に開口制限の原因とならないことを確認しながら，適宜トリミングやZ形成を行う．術後に皮弁の誤咬が生じた場合の修正では，上下径を短くするのか脂肪を切除するのかは，開口制限の有無や皮島の余剰状況で判断する．

皮膚と顔貌の再建

頬部の形態は表情筋や浅筋膜の緊張のバランスにより形作られているが，これらの構造を再現することはできないので顔貌の再建は皮弁のボリュームで調節することになる[4]．厚い皮弁ではthinningを行い，薄い皮弁では脱上皮した皮弁を重ねることでボリューム付加とする[5]．皮弁の面積は口角の下垂予防のために欠損範囲より小さめにデザインする（後述）．

中顔面は最も目立つ部位にあるため，texture matchや発毛状況を考慮して皮弁を選択したとしても皮膚の性状の違いとパッチ状瘢痕が整容的な欠点となる．瘢痕や皮島の質感に対する愁訴がある患者には，段階的切除による皮島の縮小や組織拡張器を利用した皮島の切除，鎖骨部からの全層植皮への入れ替え，カモフラージュメイクなどを考慮する[4]．

口角下垂の予防

頬全層欠損では表情筋も切除されることになるが，口角挙筋や笑筋，頬筋などの切断端が機能的に温存されていることが多く，これらの筋の作用が口唇や口角に及ぶような再建を行う．皮膚側の皮弁を欠損の大きさより小さくすると，皮弁を介して残存筋肉の動きを口唇や口角に伝達しやすく，口角の下垂予防につながる．切除範囲が大きく皮弁だけでは力が伝わりにくい場合は，腱や筋膜の移植を行い，残存口輪筋を牽引するように頬骨弓などへ固定する．前腕皮弁では長掌筋腱を，腹部皮弁では腹直筋前鞘を，前外側大腿皮弁では大腿筋膜を皮弁に含ませて使用する[6][7]．表情筋が広範囲に切除された場合は，咬筋を利用したmuscle bow traction法[8]や動的再建[4]も選択肢となる．

口唇機能の再建

頬部皮膚と共に口角の欠損を伴う場合，Estlander flapやBernard-Burow flapなどの局所皮弁は使用できず，遊離皮弁と健側からの口唇のadvancement flapを組み合わせることになる[9]．口角を含む上下口唇の1 cm程度の欠損であれば，残存口唇および口輪筋同士を縫合して括約筋の機能を再建し，さらに新たな口角を頬部の皮弁あるいは腱（筋膜）で上外側へ牽引をする．それ以上の欠損では皮弁で口唇を再建するが，上下どちらかの欠損が小範囲（1 cm程度）であればその断端を新たな口角とし，欠損が大きい方の口唇を皮弁で再建する．下口唇を皮弁で再建した場合，腱（筋膜）を残存口輪筋と胸骨弓（あるいは咬筋）に固定し，これで下口唇を再建した皮弁をハンモック状に吊り上げる．整容性を改善するために，二次的に赤唇に相当する部位に粘膜移植やメディカルピグメンテーションを行うこともできる．

欠損が広範囲に及ぶと，口唇をすぼめる口輪筋と口角を牽引する表情筋の相反する機能を一方向の牽引で再建することは難しくなる．上下口唇が大きく（1/3以上）欠損した症例に対して，口輪筋を縫合して口角を形成すると開口は制限され，皮弁で口角を再建すると口唇の括約機能に不全をきたす．皮弁で口角を再建した場合，完全な口唇閉鎖や口角の挙上を牽引のみで得ようとすると開口は制限され，十分な開口を得ようとすると口唇閉鎖が不完全になる．開口制限の程度と口唇閉鎖のバランスを取ることが肝要だが，大きな欠損では口輪筋の括約機能を動的に再建[10]した上で，口角を牽引すべきであろう．一次的にどこまで再建すべきかは，それぞれの再建法でどの程度の機能が期待できるかを予測し，その上で術者の技量や経験，患者の要望で決定することになる．

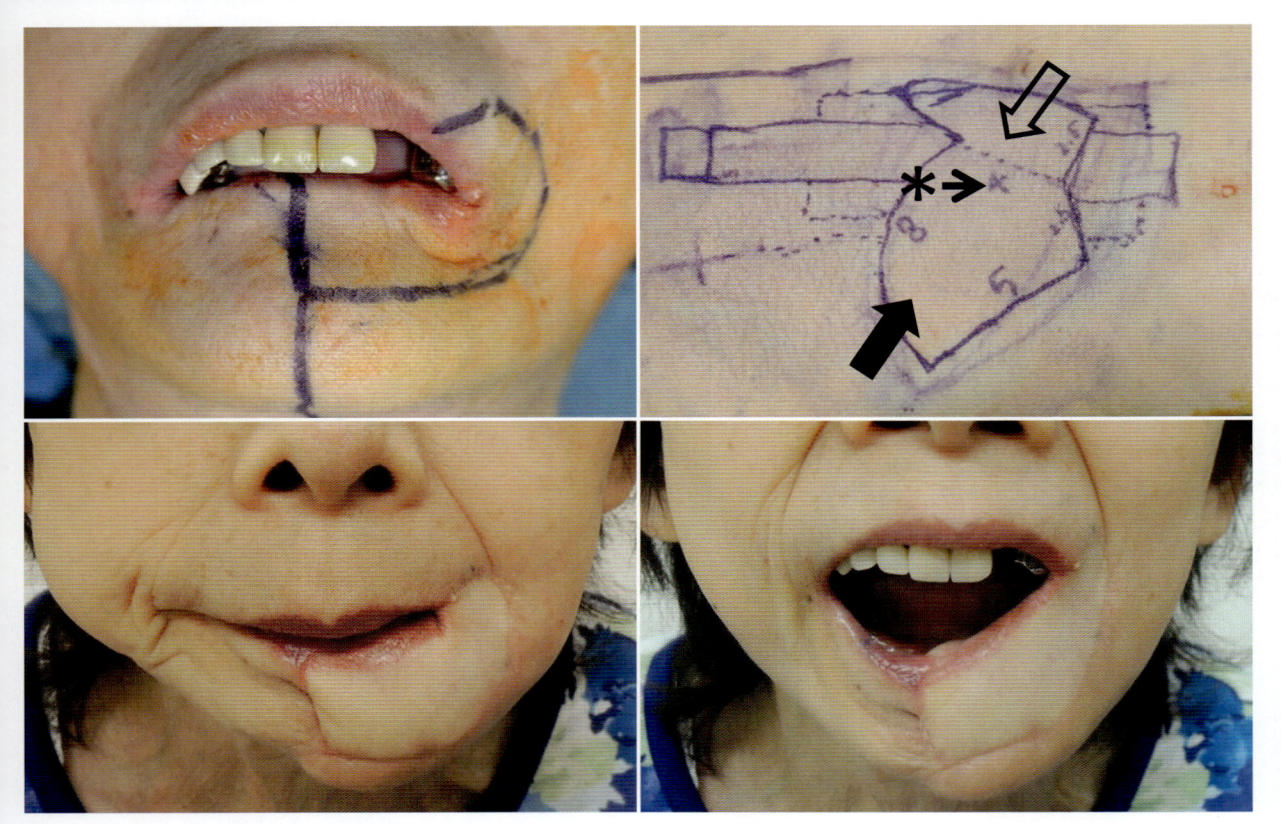

図 1. 症例 1：62 歳，女性．左頬粘膜癌，T4N1M0

a：左口角（上口唇 1 cm，下口唇 1/2）を含む頬粘膜 8×5 cm，皮膚 6×3.5 cm の切除

b：前鞘付き腹直筋皮弁を移植（白矢印：皮膚側，黒矢印：粘膜側，＊：穿通枝）

c，d：術後 4 か月，下口唇にメディカルピグメンテーション施行．口唇閉鎖，食塊保持が可能
　　で常食を摂取，2 横指以上の開口が可能

a	b
c	d

代表症例

症例 1：62 歳，女性．左頬粘膜癌，T4N1M0（図 1）

口角（上口唇 1 cm，下口唇 1/2）を含む頬粘膜 8×5 cm（舌部分切除を伴う），皮膚 6×3.5 cm の切除および左肩甲舌骨筋上リンパ節郭清を施行し，遊離腹直筋皮弁で再建を行った．上口唇断端を新たな口角とし，皮弁折り返し部で下口唇縁を形成した．皮弁に付加した腹直筋前鞘を下口唇の残存口輪筋と咬筋の間に固定し（muscle bow traction 法），口唇縁をハンモック状に吊り上げた．粘膜側は欠損と同じ大きさの皮島とし，皮膚側は前後径を欠損長より 15 mm 程度短くして鼻唇溝部で皮弁を上外側に牽引するように縫着した．血管吻合は同側の上甲状腺動脈と内頸静脈に行った．

術後 4 か月で下口唇にメディカルピグメンテー

ションを行った．軽度の開口制限は見られるが，口唇閉鎖，食塊の保持とも良好で常食摂取可能となった．頤部の皮弁の修正を計画していたが，対側頸部リンパ節転移をきたし術後 1 年 5 か月で原病死に至った．

症例 2：49 歳，男性．左頬粘膜癌，T4N0M0（図 2）

口角（上下口唇 1 cm）を含む頬粘膜および皮膚 8×4.5 cm の切除および左肩甲舌骨筋上リンパ節郭清を施行し，左側から遊離前腕皮弁を移植した．皮弁末梢側を粘膜側，中央を皮膚側とし，中枢側は脱上皮してボリューム付加とした．残存口唇の口輪筋を縫合して新たな口角を形成し，皮弁と共に採取した長掌筋腱（皮弁折り返し部に穴を開け腱の中枢側を貫通させた）を残存口輪筋と咬筋の間に muscle bow traction 法を用いて固定した．粘膜側後方の上下径は欠損長と等しくし，欠損前

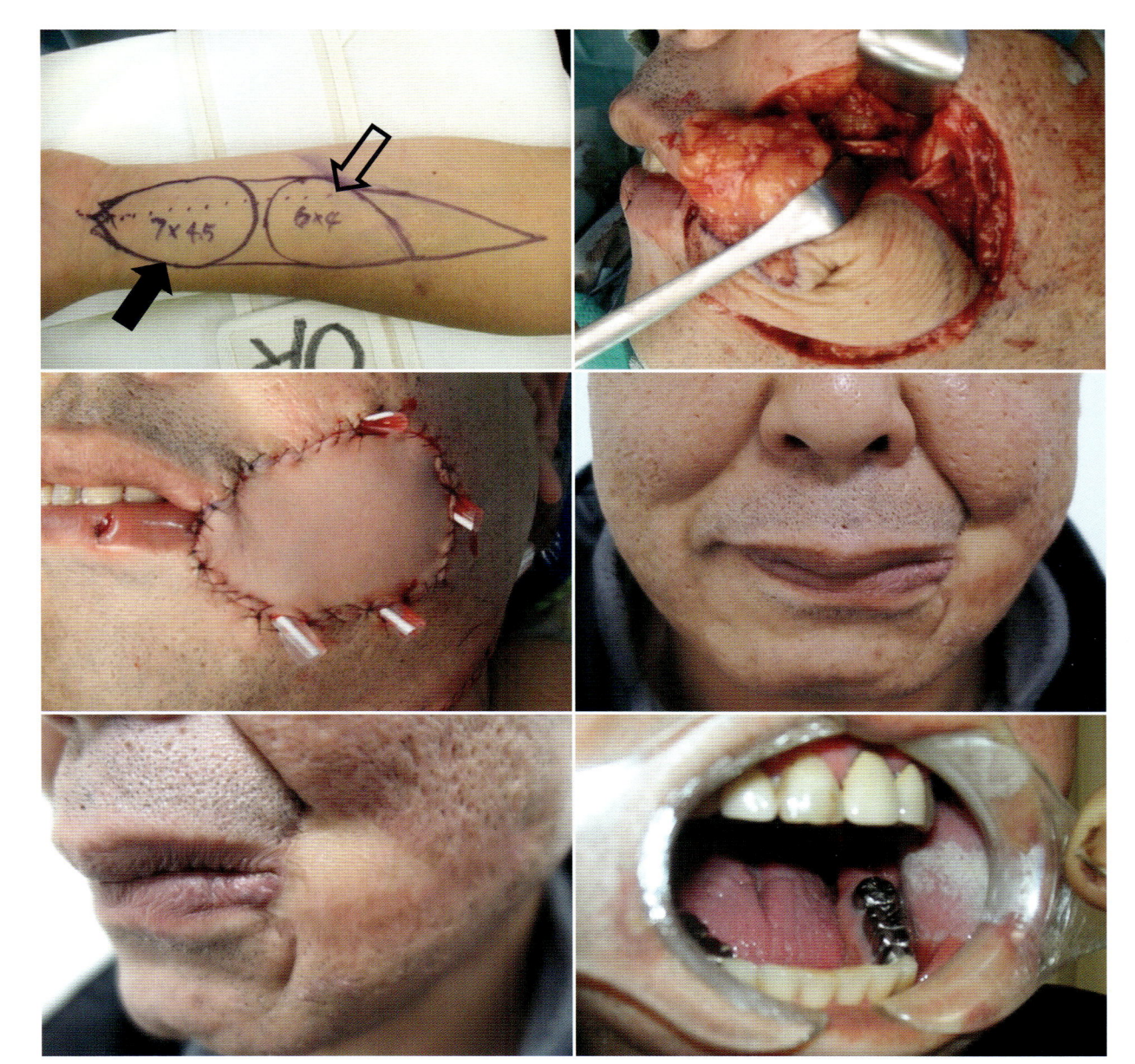

図 2. 症例 2：49 歳，男性．左頰粘膜癌，T4N0M0

a：左口角（上下口唇 1 cm）を含む頰全層切除 8×4.5 cm に対して左前腕皮弁で再建，末梢（黒矢印）を粘膜側（前後径を短くデザイン），中央（白矢印）を皮膚側（前後径，上下径とも短くデザイン），中枢側は脱上皮してボリューム付加に使用

b：長掌筋腱を muscle bow traction 法により咬筋に固定

c：皮膚側は欠損大に比べ上下径，前後径とも小さい皮島で再建

d〜f：術後 6 年，皮弁縮小術により整容性も改善，口唇の完全閉鎖が可能．開口制限はなく，閉口時に皮弁の誤咬はない．

方の上下径および前後径は若干短くした．皮膚側は口角が上外側に牽引されるように横径，縦径ともに 1 cm 程度短くした．血管吻合は同側の上甲状腺動脈と内頸静脈に行った．

　術後口角の下垂や口唇閉鎖不全は見られなかっ

たが，整容性に関する愁訴に対して局所麻酔下に皮膚側の皮島縮小術と脂肪切除，瘢痕形成術を 4 回施行した．術後 6 年，整容性は改善し，開口制限および閉口時の誤咬はなく，口唇の完全閉鎖が得られている．

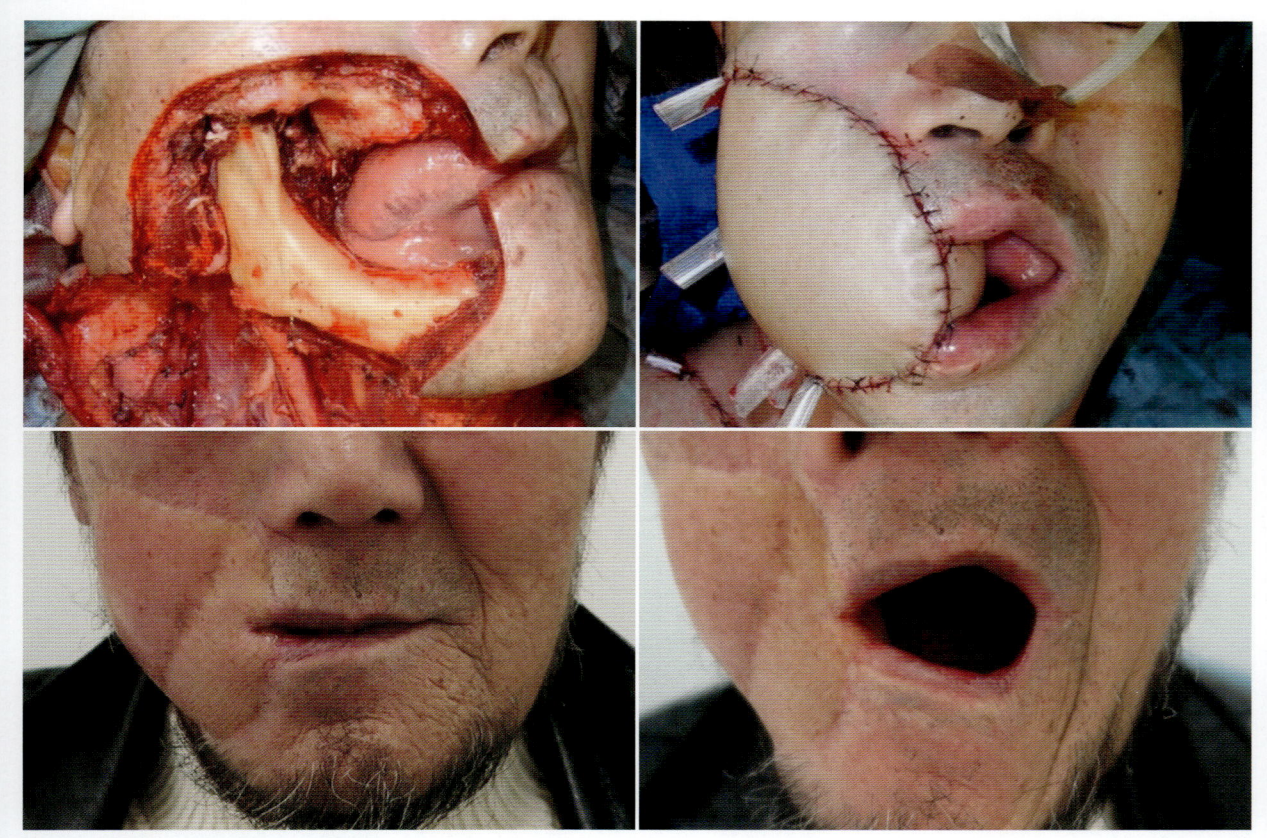

図 3. 症例 3：63 歳，男性．右頬粘膜癌，T4N2bM0

a	b
c	d

a：右口角（上口唇 2 cm，下口唇 1/3）を含む頬粘膜 9×8 cm，皮膚 11×9 cm の切除
b：左腹直筋皮弁（欠損と同じ大きさの二皮島）で再建，筋膜による牽引は行っていない．
c，d：術後 7 年，修正術（皮弁縮小，脂肪切除，口角形成，鼻唇溝形成）後の状態．開口制限
　をきたすほど下口唇を牽引しているが，閉口時に頸椎前屈で水分が漏れる．

症例 3：63 歳，男性．右頬粘膜癌，T4N2bM0
（図 3）

　口角（上口唇 2 cm，下口唇 1/3）を含む頬粘膜 9×8 cm（上顎部分切除を含む），皮膚 11×9 cm の切除および両側頸部郭清後に左側から遊離腹直筋皮弁を移植した．皮弁折り返し部分を後方に配置し，口角は皮島を縫合することで再建した．粘膜，皮膚とも欠損範囲と同じ面積の皮島とした．筋膜などによる牽引は行わなかった．血管吻合は同側頸横動静脈に行った．

　局所麻酔下に 3 回の修正手術（皮弁の面積縮小による口角および下口唇の吊り上げ，脂肪切除による顔貌形成，下口唇 advancement による口角形成，鼻唇溝形成）を行った．術後 7 年の現在，開口制限をきたすほど下口唇を牽引したにもかかわらず，再建した下口唇自体の緊張が弱く，口角部での口唇閉鎖不全により頸椎前屈位での流涎や水分の漏れが見られる．

　この症例は，初回手術時に皮弁の大きさを欠損大と等しくしたことと筋膜による牽引を行わなかったことが反省される．最終的に皮膚側の皮島は欠損長より前後径，上下径とも 2 cm 以上縮小することとなった．

結　語

　口角を含む頬全層再建において，整容面では中顔面という非常に目立つ部位の皮膚再建と口唇の対称性が求められ，機能面では十分な開口と誤咬のない閉口および口唇の完全閉鎖が必要になる．口角を牽引する表情筋と口唇を窄める口輪筋の相

反する方向の機能を再建するためには，牽引のバランスが重要になる．再建の目標設定は症例ごとに異なり，必要に応じて二次修正の計画を立てる．二次修正術は局所麻酔下で行えるように，腱（筋膜）移植などによる口角と下口唇の牽引は初回手術時に行う．

参考文献

1) Savant, D. N., et al.：Folded free radial forearm flap for reconstruction of full-thickness defects of the cheek. Head Neck. **17**：293-296, 1995.
   Summary　前腕皮弁の折り重ねによる頬全層再建.

2) Yokoo, S., et al.：Functional and aesthetic reconstruction of full-thickness cheek, oral commissure and vermillion. J Craniomaxillofac Surg. **29**：344-350, 2001.
   Summary　腹直筋皮弁などによる口角を含む頬全層再建.

3) Huang, W. C., et al.：Reconstruction of through-and-through cheek defects involving the oral commissure, using chimeric flaps from the thigh lateral femoral circumflex system. Plast Reconstr Surg. **109**：433-441, 2002.
   Summary　大腿皮弁のキメラ移植による頬全層再建.

4) 寺尾保信：【悪性腫瘍切除後の頭頸部再建のコツ】頬粘膜皮膚全層切除における再建. PEPARS. **60**：31-38，2011.
   Summary　頬全層欠損の整容性と機能の再建.

5) Jenf, S. F., et al.：Free radial forearm flap with adipofascial tissue extension for reconstruction of oral cancer defect. Ann Plast Surg. **49**：151-155, 2002.
   Summary　前腕皮弁の筋膜脂肪弁による死腔の充填.

6) Furuta, S., et al.：Reconstruction of the lips, oral commissure, and full-thickeness cheek with a composite radial forearm palmaris longus free flaps. Ann Plast Surg. **33**：544-547, 1994.
   Summary　前腕皮弁と長掌筋腱による口唇，口角，頬全層欠損の再建.

7) Kuo, Y. R., et al.：Functional reconstruction of complex lip and cheek defect with free composite anterolateral thigh flap and vascularized fascia. Head Neck. **30**：1001-1006, 2008.
   Summary　前外側大腿皮弁と大腿筋膜による口唇，口角，頬全層欠損の再建.

8) Maegawa, J., et al.：Muscle bow traction method for dynamic facial reanimation. Ann Plast Surg. **43**：354-358, 1999.
   Summary　咬筋を利用した口角の動的再建.

9) Jeng, S. F., et al.：Reconstruction of concomitant lip and cheek through and through defects with combined free flap and an advancement flap from the remaining lip. Plast Reconstr Surg. **113**：492-498, 2004.
   Summary　残存口唇の advancement と遊離皮弁による口唇と頬全層欠損の再建.

10) Ueda, K., et al.：Functional lower lip reconstruction with a forearm flap combined with a free gracilis muscle transfer. J Plast Reconstr Aesthet Surg. **59**：867-870, 2006.
   Summary　遊離薄筋弁と前腕皮弁を用いた口輪筋の動的再建.

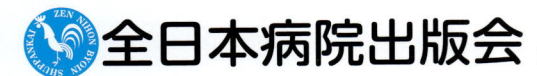

PEPARS No.136：25-32, 2018

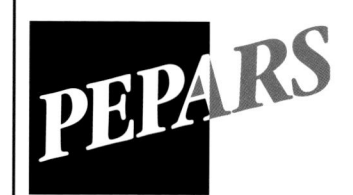

◆特集／機能に配慮した頭頸部再建

中咽頭側壁切除における軟口蓋の機能再建

濱畑淳盛[*1]　松峯　元[*2]　櫻井裕之[*3]

Key Words：中咽頭再建(oropharyngeal reconstruction)，鼻咽腔閉鎖機能(velopharyngeal function)，咽頭峡(pharyngeal isthmus)，皮弁(flap)，軟口蓋(soft palate)，嚥下(deglutition)，発話(speech)

Abstract　中咽頭は摂食・発話・呼吸において重要な役割を担っており，その構造は複雑で鼻腔からの呼吸の通路と口腔からの食物の通路とが交差する領域である．中咽頭癌切除後の再建では，残存機能を十分に生かした再建が必要とされる．知覚がなく，随意・不随意的に動くことのない皮弁をどこに配置すべきなのか，一次縫縮できる部位はどこなのかを見極めながら再建すべきである．特に，軟口蓋が欠損する場合は，再建次第では鼻咽腔閉鎖機能不全となり，開鼻声や食物の鼻腔への逆流が生じてしまう．我々は，軟口蓋欠損が 2/3 未満の場合は Gehanno 法による咽頭峡の再建を行い，軟口蓋欠損が 2/3 以上の欠損に対しては，咽頭後壁の粘膜筋層と健側の口蓋咽頭弓の粘膜筋層とを 2 cm 幅で縫合し，粘膜筋層トンネル(咽頭峡)を作成したのち，軟口蓋鼻腔側の粘膜欠損に対しては皮弁を折り曲げる形で軟口蓋部の再建を行っている．

はじめに

中咽頭癌の治療方法は，手術治療，放射線治療，化学治療およびこれらを組み合わせた集学的療法である．中咽頭癌自体の罹患者数は若干増加傾向にあるが，HPV 感染症例では化学放射線治療の効果が高く，HPV 感染の有無で治療戦略が変わってくると思われる[1]．しかしながら，HPV 陽性の患者でも飲酒や喫煙歴のある症例や化学放射線治療後の再発症例および複数個の頸部リンパ節転移がある症例または HPV 陰性の患者では，手術治療も第一選択となり得る．中咽頭部は三次元的に構造が複雑であり，かつ嚥下，呼吸機能に密接に関わる部位であるため，腫瘍切除後の同部位の再建には患者の QOL に対する配慮が非常に重要である．化学放射線治療でもある程度の頻度で有害事象や治療後の嚥下障害などが起こることから，再建外科医が患者の QOL をあまり下げることのない再建術を提供することが可能となれば，中咽頭癌の治療戦略が変わってくるかもしれない．

中咽頭の構造と機能

中咽頭は咽頭の中央に位置しており，上咽頭・口腔・下咽頭が交差する場所に位置する．上方は嚥下時に水平位をとる軟口蓋の高さ，下方は舌骨大角～垂直にした喉頭蓋の先端を横切る水平面の高さの範囲であり，前方は硬軟口蓋境界部までであり，後方は椎体までの範囲である．亜部位として上壁(軟口蓋下面)・側壁(口蓋扁桃・扁桃窩および口蓋弓)・前壁(舌根・喉頭蓋谷)・後壁から構成される．

生理機能としては，呼吸作用，嚥下作用，共鳴作用に関与している．呼吸作用では，鼻腔と同様に吸気の加温，加湿，除塵に役立っている．嚥下

*1 Atsumori HAMAHATA，〒362-0806　埼玉県北足立郡伊奈町小室 780 番地　埼玉県立がんセンター形成外科，副部長
*2 Hajime MATSUMINE，〒162-8666　東京都新宿区河田町 8-1　東京女子医科大学形成外科，講師
*3 Hiroyuki SAKURAI，同，主任教授

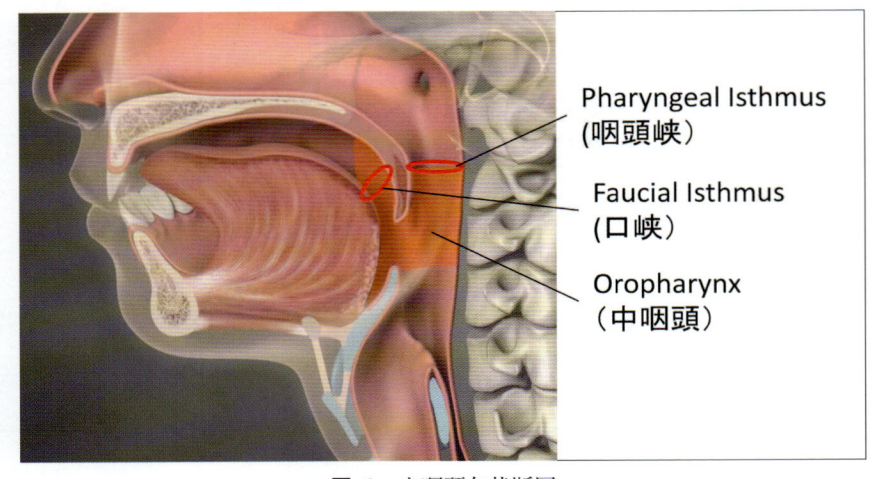

図 1. 中咽頭矢状断図
中咽頭側壁〜上壁欠損に対する再建では，咽頭峡を考慮した再建が重要である.

作用では，嚥下の咽頭期すなわち食塊が咽頭を経て，食道入口部に達するまでの期間に関与している. 咽頭期には鼻咽腔閉鎖，喉頭の挙上，舌根の後方への隆起，咽頭の収縮が起こり，食塊を下咽頭・食道へと送り込む. 喉頭が挙上された際には下咽頭と梨状陥凹が開かれ，嚥下圧が生じる. 共鳴作用としては喉頭原音が，咽頭・口腔・鼻腔の管腔形態の変化によって修飾され様々な音色が生じる. ここで，母音や子音の発音時に軟口蓋が上・中咽頭を瞬時に遮断することで，様々な構音を作り出してもいる. そのため，腫瘍切除の際に軟口蓋や舌根部，咽頭後壁などが合併切除されると術後の鼻咽腔閉鎖機能不全による鼻咽腔逆流や構音障害（開鼻声など），嚥下障害などの問題が生じる.

　中咽頭癌発生部位のうち，側壁癌（扁桃癌）が60%を占め，次いで前壁（舌根癌）が20%程度である. 重複癌も増えており，舌癌や下咽頭癌で再建手術を行った患者に新たにまた中咽頭癌が発生するといった症例も増えている.

　ここで，上咽頭と中咽頭の境界部つまり軟口蓋が挙上された際に閉鎖される部分の名称について，日本語においては，その部位を「上咽頭と中咽頭の境界部」や「鼻咽腔閉鎖部」などで表記されているが，前者は冗長であり，後者は機能を表す言葉に所在を表す「部」をつけたものであり，かつ口腔咽頭部の解剖に詳しくない方々には鼻腔と咽頭腔の境界部（後鼻腔）と混同されやすい. その部位を表す言葉として，洋書では "Pharyngeal Isthmus, Isthmus of Pharynx, Isthmus Pharyngis" という表記がなされている. そこで，本文では "Faucial Isthmus, Fauces, Isthmus of Fauces, Oropharyngeal Isthmus" が「口峡」と訳されているため，"Pharyngeal Isthmus, Isthmus of Pharynx, Isthmus Pharyngis" を「咽頭峡」と表記させていただいた[2)3)]（図1）. 一般的でないかもしれないが，御了承いただきたい.

中咽頭欠損の分類

　古くは，黒岩らによって，側壁型・上壁型・後壁型・前壁型に，また三浦・岸本らによりⅠ群：口蓋，Ⅱ群：口蓋＋側壁，Ⅱ′群：側壁＋舌根，Ⅲ群：口蓋＋側壁＋舌根に分類され，欠損範囲に応じた再建方法が必要であると報告されている[4)5)]. 欧米では，Urken らによって，軟口蓋型（SP），側壁型（LP），後壁型（PP），舌根型（class 5〜6）に分類されている[2)]. しかしながら，本邦形成外科領域では，木股らの新分類がよく用いられており，中咽頭上側壁欠損の分類として，Ⅱa：側壁中心の欠損，Ⅱb：Ⅱaと上壁2/3および後壁2/3までの欠損，Ⅱc：Ⅱb以上と分類された分類方法は広く使用されている. Ⅱaは平面的な再建，Ⅱbは Lateral Pharyngeal Flap（Gehanno法）で前処理を行った後に皮弁を縫着する再建，Ⅱcはそれ以上

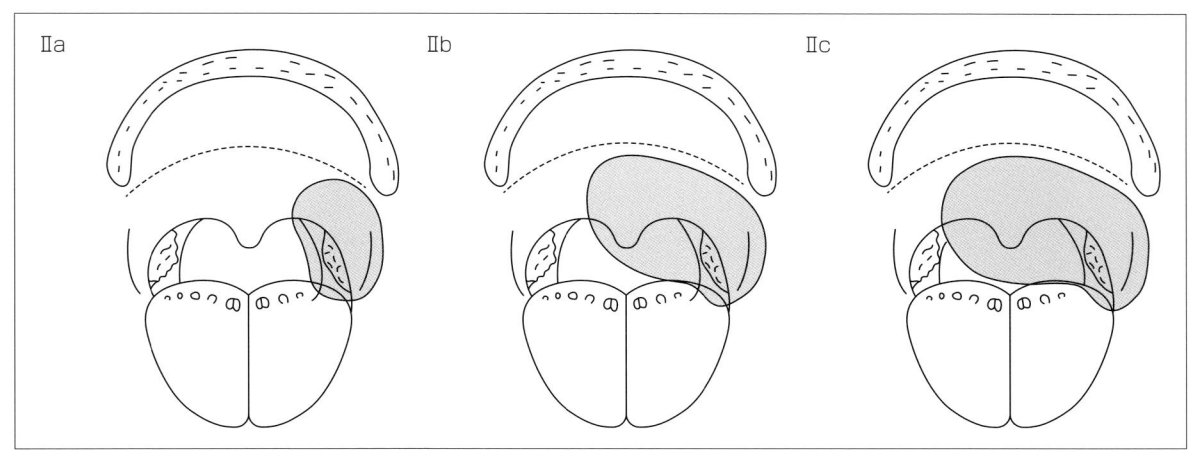

図 2. 中咽頭上側壁欠損の分類（文献 6 より引用）
Ⅱa：側壁中心の欠損
Ⅱb：Ⅱaと上壁 2/3，後壁 2/3 までの欠損
Ⅱc：Ⅱb 以上の欠損

の再建と再建方法を十分に考慮した分類であると思われる[6]（図 2）．以降，木股らの分類に沿って，再建方法を述べていく．

中咽頭の再建

木股らの上側壁欠損分類のⅡa 欠損症例では，頸部との交通がない場合は raw surface のまま二次治癒させるか，または吸収性組織補強材（ネオベール®）で被覆するといった方法で，手術が完結してしまう．しかしながら，頸部との交通がある場合は皮弁での再建が必要となり，遊離前腕皮弁や遊離前外側大腿皮弁での再建が選択される．その際はパッチ状に皮弁を縫合し，口腔と頸部との交通を十分に遮断することが重要である．また咽頭側壁の背側方向には内頸動脈などの重要な血管もあるため，これらの構造物を被覆し，保護するといった役割もある．我々も二次治癒またはネオベール®での被覆が可能であれば，あえて皮弁再建を行うことはないが，頸部郭清を同時に行い，咽頭と頸部が交通してしまった場合や内頸動脈などの重要構造物が露出した場合には，積極的に皮弁再建を行い，咽頭と頸部との交通の遮断および重要構造物の被覆を行っている．

Ⅱb 欠損では，軟口蓋の欠損が含まれてくるが，前処置として咽頭後壁を剝離し，軟口蓋裏面に縫合する Gehanno 法を行い，咽頭峡を作成する．木

股らは軟口蓋欠損に対する再建方法を比較し，Jump 法，Denude 法に比べて Gehanno 法による再建法は比較的良好な結果が得られると報告している[7]．この結果は，創部離開が Gehanno 法で起こりにくいという側面もあるが，咽頭峡に皮弁を挿入せず，咽頭峡を残存する粘膜筋層組織で作成するという点が，良好な鼻咽腔閉鎖機能を温存するという意味で重要であると思われる．軟口蓋の粘膜がある程度残されている場合でも，経鼻挿管されている場合は，気管切開・気管挿管をしてもらい，胃管を挿入した後に Gehanno 法を行い，狭めの咽頭峡を作成している．また咽頭上側壁切除の際には，咽頭後壁の一部や舌根の一部もマージンとして切除されることが多く，その際には必ず舌根を縫い上げ，咽頭腔を狭くしている．McConnel らは，舌根部の部分欠損に対する縫縮と皮弁再建で前向きに術後の機能に関し検討を行っており，縫縮の方が術後機能は良好であったとの結果を示している[8]．この部位も，知覚のない，随意・不随的に動くことのない皮弁を挿入するよりも，知覚のある粘膜筋層組織で管腔構造を作りあげる方が咽頭腔の蠕動運動も温存され，嚥下の際に嚥下圧も加わりやすくなると考えられる．この舌根縫い上げ法については，小村および中川らによってその有用性が示されている[9][10]．

もう一つの利点として，Gehanno 法と舌根縫い上

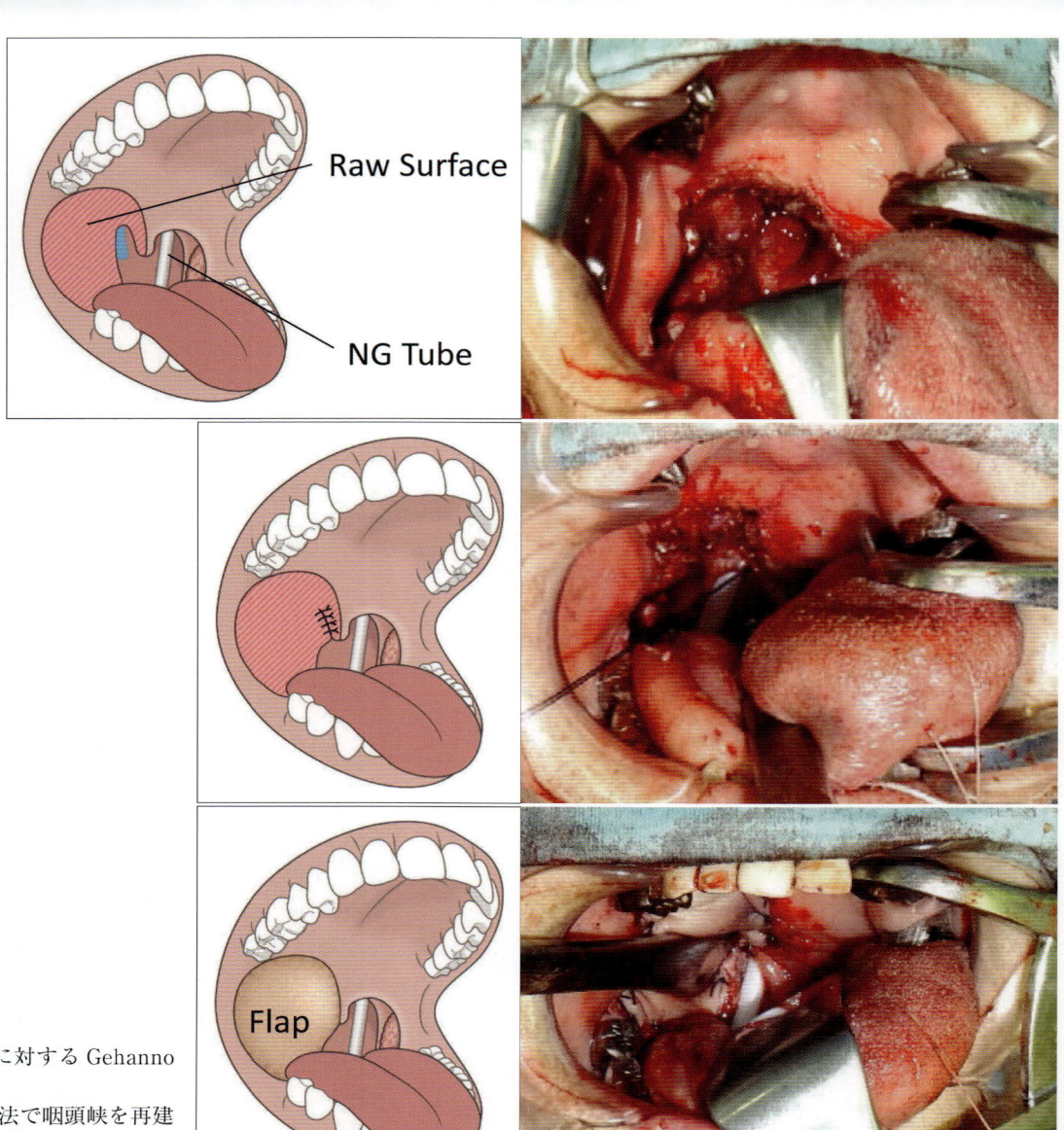

図 3.
Ⅱb 欠損に対する Gehanno
法再建
Gehanno 法で咽頭峡を再建
後，皮弁を縫着している．

げ法を併用することで，組織欠損の形態が単純化することが挙げられる．この効果により皮弁挙上の際には細かいデザインを気にせず皮弁を短時間で挙上することが可能となる．再建に用いる皮弁のデザインに関して様々な報告がなされているが，我々はシンプルに紡錘型のデザインでの皮弁挙上を行い，その後は皮弁を縫着しながら所々をトリミングしていく方法で皮弁の縫着を行っている．皮弁のデザインで注意する点は皮弁の横幅とボリュームであり，その材料として，遊離前外側大腿皮弁や遊離腹直筋皮弁などのボリュームのある皮弁を用いている．井上らは，遊離腹直筋皮弁と遊離前腕皮弁との再建方法で長期的な観察を行い，ボリュームのある皮弁を用いた方が，周囲組織の瘢痕拘縮が少なかったことを報告している[11]．しかしながら，下顎骨を離断しない pull-through 法の場合，口腔内から皮弁と咽頭後壁部とを縫着する際には，ボリュームのある皮弁が邪魔をして，縫着に難渋することもあるので注意が必要である（図 3）．

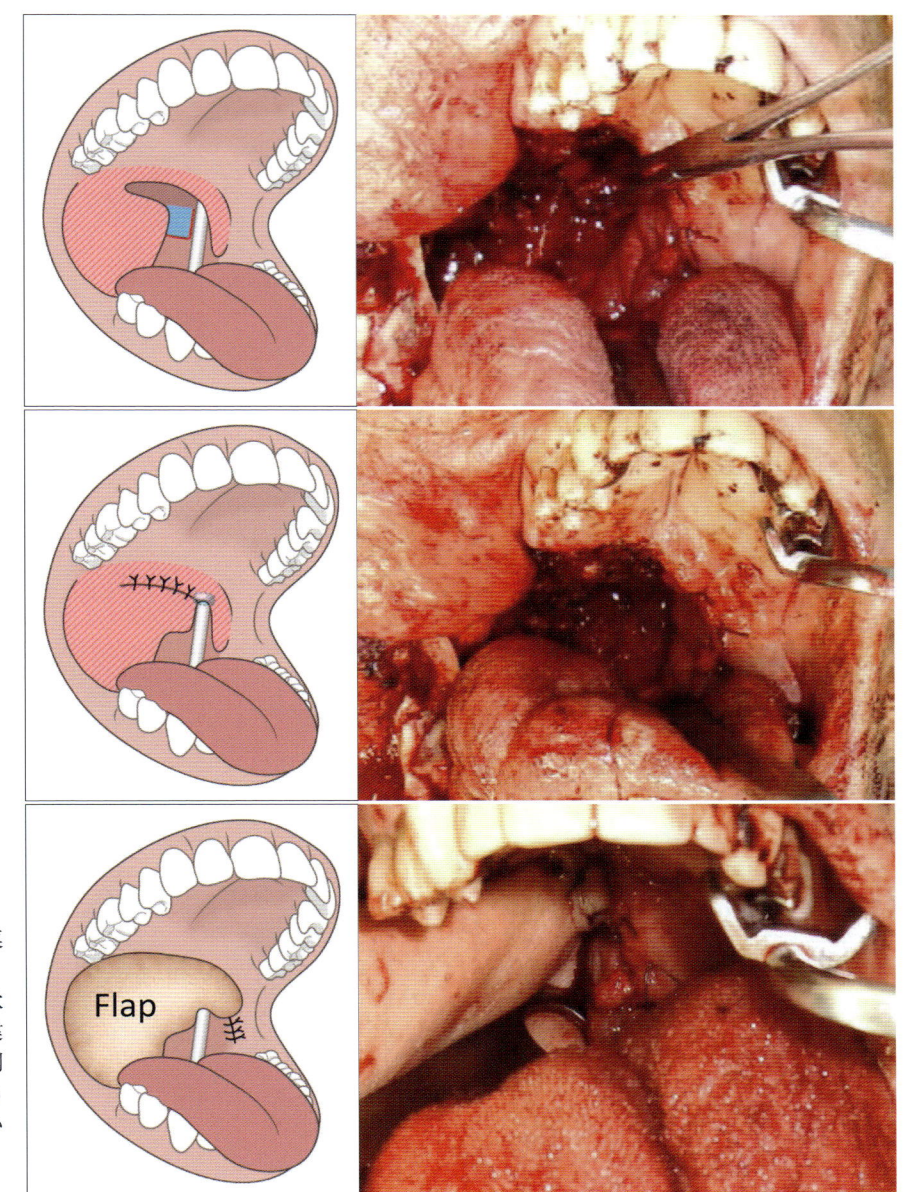

図 4.
Ⅱc 欠損に対する残存後壁粘膜を上方へ反転させる方法
咽頭後壁を上方へ反転させ，軟口蓋裏面および咽頭峡を再建し，皮弁を縫着している．症例によっては良好な症例もあるが，術後に咽頭峡が大きく開いてくる症例もある．

Ⅱc 欠損の場合の再建方法に関しては粘膜組織の欠損範囲が大きく，単純に Gehanno 法ができないため，いまだ議論が多いところである．古くは遊離前腕皮弁を2つ折りにして軟口蓋の再建を行う folded forearm flap が主に施行されてきたが[12]，術後の瘢痕拘縮が強く出る症例があったり，遊離前腕皮弁採取部の醜形があったりするため，現在，我々の施設においてはこの方法は用いておらず，Ⅱc 欠損でもⅡb 欠損と同様に，遊離前外側大腿皮弁や遊離腹直筋皮弁のようなボ

リュームのある皮弁を用いている．咽頭峡の再建に関し，1999年に井上らは，1996年に報告された小村らの方法を改変し，軟口蓋後壁を切開剝離して，上方茎の咽頭弁を作成し，軟口蓋裏面側を形成する方法を報告している[13]．2011年，宮本らも，本誌において同様の報告を行っている[14]．我々も，初期の症例において，咽頭弁を作成し，その咽頭弁で軟口蓋裏面側を形成する方法での再建を行ってきた（図4）．しかしながら，この方法は咽頭峡を1か所で狭くする方法であり，症例によっては

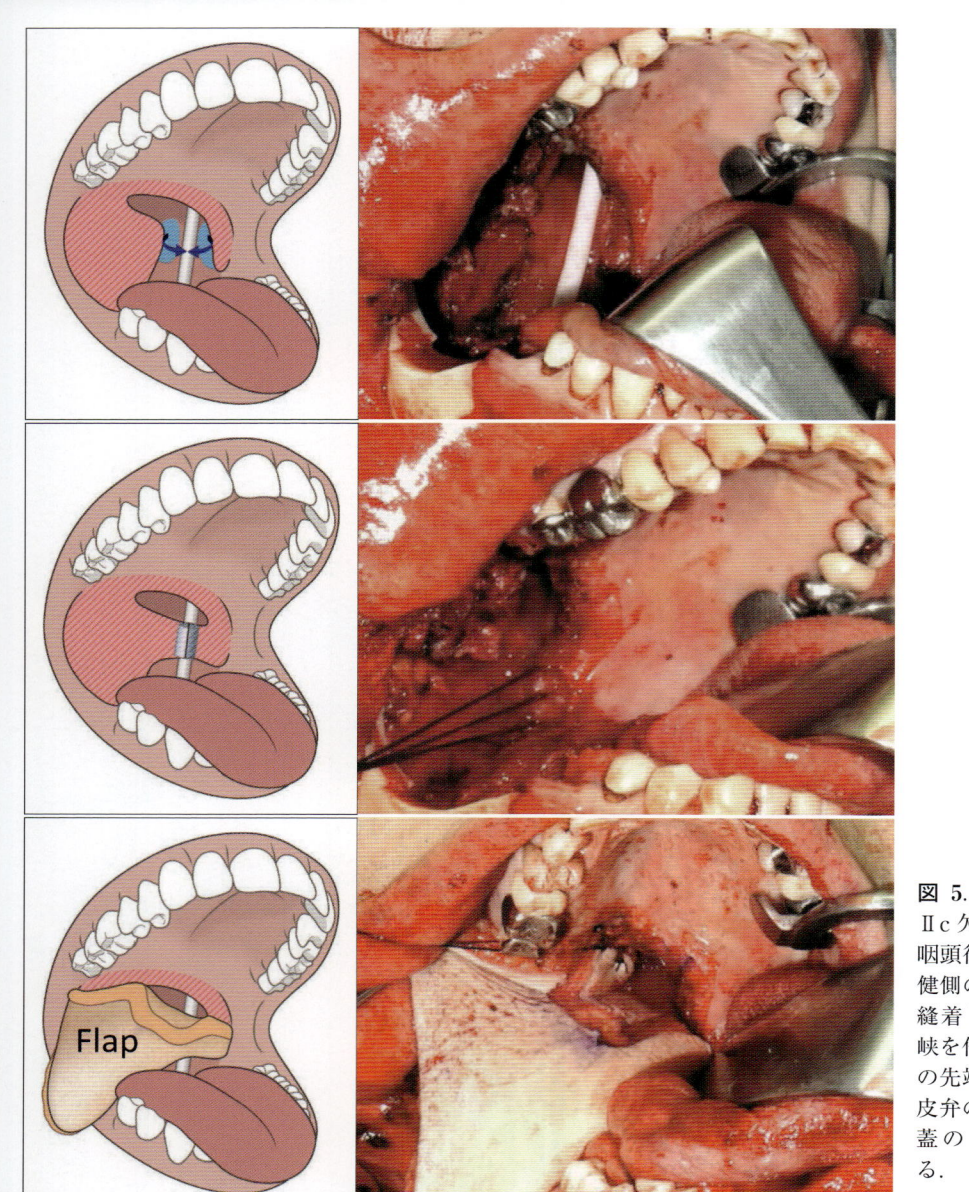

図 5.
Ⅱc 欠損に対する bent flap 法
咽頭後壁の粘膜筋層を剝離し，健側の口蓋咽頭弓の粘膜筋層に縫着して，2 cm 幅以上の咽頭峡を作成し，軟口蓋裏面は皮弁の先端部で再建する．この際，皮弁の一部を脱上皮して，軟口蓋の raw surface 部に縫着する．

術後に咽頭峡が大きく開いてくる例が散見された．そのため，後期の症例においては，健側の口蓋咽頭弓と後壁の粘膜筋層で胃管を包むように幅 2 cm 以上の咽頭峡を作成し，軟口蓋裏面部の欠損は皮弁を一部折り込むように差し込んで，軟口蓋部の再建を行った（図 5）[15]．我々はこの両群に関して，CT 画像を用いて術後の咽頭峡の形態を調査し，また術後の患者の主訴や嚥下障害，会話機能についての調査を行った．咽頭峡の狭さやその長さに関しては，有意に後期の症例で狭く，そ

の範囲も長かった．術後の機能検査に関しては，主訴や嚥下障害，広瀬の会話機能評価に関して，ほとんど両群に差は認めなかったが，100 音声評価で音声を詳細に調査したところ，有意に後期の症例で良好な明瞭度を示した[16]．したがって皮弁が厚い場合は皮弁の縫着に難渋することがあるが，Ⅱc 欠損の場合は後者の再建法がより優れていると我々は考える．胃管の太さに関しては，我々の施設では 16 Fr を使用しているが，他施設においては 8 Fr を使用しているところもあるようで

ある[10]．胃管があまり細すぎると内服薬や経管栄養剤が詰まってしまうため，主科の意見も考慮し，16 Fr を使用している．また軟口蓋裏面の再建に関し，軟口蓋裏面に皮弁をあてずにそのまま皮弁裏側をあてるのみという施設もあるようである．我々も数例この方法で再建を行ったが，鼻汁が皮弁の裏面に溜まり術後感染を合併したり，軟口蓋裏面を二次治癒させるためか，咽頭峡が若干開大してくる症例もあった．そのため，軟口蓋裏面部も皮弁の表皮面を縫着して再建している．またⅡc の欠損においても，舌根部に関してはⅡb の欠損と同様に縫い上げ法を行い，咽頭腔の狭小化を行っている．Ⅱb 欠損の場合，皮弁を舌根部の縫い上げを行ったポイントから縫着していくが，Ⅱc 欠損の場合は，軟口蓋裏面の再建があるため，皮弁を軟口蓋裏面に縫着してから，咽頭後壁，舌根部へと縫着を進めていく．この際，pull-through 法での腫瘍切除がなされており，かつ皮弁の脂肪が厚い症例では，厚い皮弁が視野の邪魔をして上記の部分の縫着に難渋することがあるので注意が必要である．

また近年，重複癌症例も増えており，下咽頭癌に対し遊離空腸移植を行った後に中咽頭癌がまた新たに発生し，中咽頭癌の切除を行う症例もある．レシピエント血管の確保が困難な場合は，有茎大胸筋皮弁を用いて同様な再建も行っている．

おわりに

中咽頭側壁～上壁切除における再建方法について，切除範囲に応じた再建方法を述べた．中咽頭は，上咽頭，口腔，下咽頭が交差する場所に位置し，複雑な機能を担っている．腫瘍切除後に，単に知覚もなく随意・不随意的に動くことのない皮弁をその欠損形態通りに配置すれば，機能不全を起こしてしまう．そこで，Gehanno 法や舌根縫い上げ法で残存組織を有効に利用し，残存組織を生かした再建をすることが重要である．中咽頭再建は，その欠損形態通りに再建するのではなく，機能を考えた再建を行う必要がある．

参考文献

1) 松浦一登ほか：口腔・咽頭癌のマネージメント　治療の変遷と予後評価を中心に　エキスパート・オピニオン　中咽頭癌治療の現状とこれから．口腔・咽頭科．**30**：159-164，2017．

2) Harris, J. R., et al.：Oropharyngeal Reconstruciion. Multidisciplinary Head and Neck Reconstruction. Urken, M. L., ed. 647-688, Lippincott Williams and Wilkins, Philadelphia, 2010.

3) 北村清一郎ほか：皮膚・粘膜の下，透けて見えますか　歯科医師・口腔外科医に必要な局所解剖学の知識　口峡とその周辺　発音・嚥下機能を理解するうえで知っておくべきこと．歯界展望．**111**：108-115，2008．

4) 黒岩泰直ほか：中咽頭癌術後の嚥下機能．耳鼻と臨床．**36**：113-116，1990．

5) 三浦隆男ほか：中咽頭悪性腫瘍摘出後再建と術後機能評価．形成外科．**37**：1265-1272，1994．

6) 木股敬裕：中咽頭再建―新分類と機能的再建―．エキスパート形成再建外科手術．光嶋　勲ほか編．136-147，中山書店，2010．

7) Kimata, Y., et al.：Velopharyngeal function after microsurgical reconstruction of lateral and superior oropharyngeal defects. Laryngoscope. **112**：1037-1042, 2002.

8) McConnel, F. M., et al.：Functional results of primary closure vs flaps in oropharyngeal reconstruction：a prospective study of speech and swallowing. Arch Otolaryngol Head Neck Surg. **124**：625-630, 1998.

9) 小村　健ほか：軟口蓋及び中咽頭側壁を含む腫瘍切除後の再建法と術後機能．口科誌．**45**：72-79，1996．

10) 中川雅裕ほか．：【頭頸部癌学―診断と治療の最新研究動向―】Ⅷ．頭頸部癌の治療 1. 頭頸部癌の外科治療 （2）頭頸部癌の外科治療（低侵襲・機能温存）3）中咽頭癌 ②側壁癌切除後の再建法．日本臨牀．**75**：341-346，2017．

11) Inoue, T., et al.：Evaluation of postoperative function in patients undergoing reconstruction following resection of superior and lateral oropharyngeal cancer：long-term outcomes of reconstruction with the Gehanno method. Int J Oral Maxillofac Surg. **41**：9-16, 2012.

12) Seikaly, H., et al.：Functional outcomes after primary oropharyngeal cancer resection and reconstruction with the radial forearm free flap.

Laryngoscope. **113**：897-904, 2003.

13) 井上俊哉ほか：上側壁型中咽頭癌切除後再建症例における長期的術後機能評価　Gehanno 法による長期成績の検討. 頭頸部癌. **32**：474-480, 2006.

14) 宮本慎平ほか：【悪性腫瘍切除後の頭頸部再建のコツ】中咽頭上側壁切除における再建. PEPARS. **60**：24-30，2011.

15) Hamahata, A., et al.：Usefulness of a reconstructive method for oropharyngeal defect including the larger soft palate with the bent anterolateral thigh flap. J Reconstr Microsurg. **31**：688-691, 2015.

16) Hamahata, A., et al.：A comparison of large soft palate defect reconstruction using the new "Tunnel Structure" and traditional "Port Structure" methods. J Reconstr Microsurg. **33**：70-76, 2017.

カラーアトラス

乳房外Paget病
—その素顔—

著者：**熊野公子、村田洋三**
（兵庫県立がんセンター）

目　次

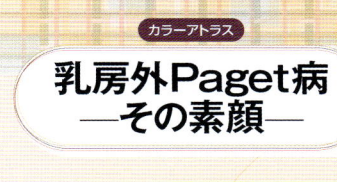
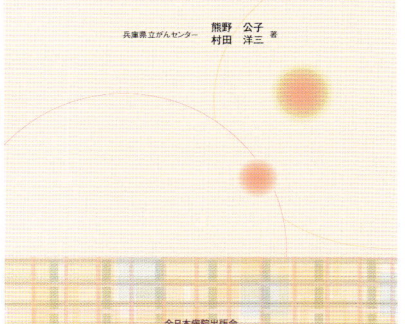

カラーアトラス
乳房外Paget病
—その素顔—

兵庫県立がんセンター　熊野　公子　著
村田　洋三

全日本病院出版会

B5 判　オールカラー　252 ページ
定価（本体価格 9,000 円＋税）
ISBN：978-4-86519-212-4 C3047

乳房外 Paget 病とは何か？　謎に満ちたこの腫瘍の臨床的課題に長年にわたって全力をあげて取り組み、数々の画期的業績を上げてこられた著者らが待望の書籍を刊行した。臨床に即した実践的内容の書物であるが、最近はやりの安直・マニュアル本とはまったく異なる。本書は乳房外 Paget 病を扱いながらも、その思想は広く医療の全般に通底する。皮膚腫瘍学のみでなく、臨床医学の思考能力を深め、実践的力量を高めるうえで必読の名著である。

（斎田俊明先生ご推薦文より抜粋）

　本書は熊野公子、村田洋三の名コンビによるおそらく世界初の、Paget 病に関する総説単行本である。
　最近は EBM（Evidenced Based Medicine）という言葉がはやりだが、私（大原）は文献報告を渉猟・集積しただけでは真の EBM ではないと考えている。本書のように、長年にわたる多数例を自らが経験すればこそ、そのなかから普遍的な真理が演繹的に導き出されるのである。
　両先生のライフワークである本書の完成を心から喜ぶものである。

（大原國章先生ご推薦文より抜粋）

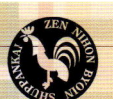
全日本病院出版会

〒113-0033　東京都文京区本郷 3-16-4
Tel：03-5689-5989　　Fax：03-5689-8030
http://www.zenniti.com

PEPARS　No.136：34-41，2018

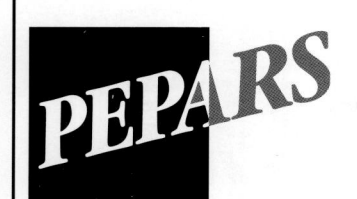

◆特集／機能に配慮した頭頸部再建

中咽頭前壁（舌根）切除における機能的再建

市川佑一*1　中川雅裕*2

Key Words：舌根癌(tongue base cancer)，舌根縫い上げ法(sewing up suture of tongue base)，遊離皮弁(free flap)，嚥下機能(swallowing function)，中咽頭再建(oropharyngeal reconstruction)

Abstract　中咽頭前壁は解剖学的に気道・食道の分岐部にあたるため，嚥下・音声機能に密に関係する非常に重要な部分である．そのため中咽頭前壁に生じた癌の治療には，根治性だけでなく治療後の機能温存の両立が求められている．再建に際しては，まず単純縫縮可能かを判断し，縫縮困難な場合には遊離前外側大腿皮弁や遊離腹直筋皮弁を用いた再建を行う．その際，喉頭蓋や中咽頭側壁の合併切除がなされている場合も多いため，欠損サイズに合わせた皮弁の選択が必要になる．手術手技としては，嚥下機能を重要視する観点から，まず出来る限り知覚のある残存粘膜を利用した舌根縫い上げ法を行って咽頭腔を狭小化した後に，皮弁を縫い付けていく再建様式を行っている．本稿では術式の選択や縫い上げ法を用いた中咽頭前壁再建について，代表的症例とともに提示する．

はじめに

中咽頭前壁は舌根から喉頭蓋谷までの範囲のことを称し，嚥下・音声機能に関わり，特に嚥下機能と密接に関わる重要な部位である．中咽頭前壁癌の治療法は手術療法・放射線療法・化学療法（動注を含む）・それらを組み合わせた治療法があるが，T1，2においては放射線療法か手術療法が中心であり，T3，4においてはすべてを組み合わせた治療が選択されることが多い．前壁癌の再発はその多くがT再発であるとされ，治療成績の向上には原発巣の制御が重要な要素であるため，特に症状の進行が懸念される場合には手術療法がそ

の選択肢として選択されることが多い．ただ，中咽頭側壁癌や上壁癌に対する術式の検討は数多く行われているものの，前壁癌に対する再建の必要性や再建様式に関するまとまった報告は少なく明確な治療方針は確立されていない．我々の施設では，中咽頭の再建には根治性だけでなく治療後の機能温存との両立が求められるため，出来る限り知覚のある残存粘膜を利用した再建方法による嚥下機能の維持を念頭に手術を施行している．本稿では当院におけるコンセプトに基づいた再建方法とそのポイントについて述べる．

中咽頭前壁癌

1．切除分類

前壁癌における切除範囲を分類したものの1つに，木股らによる切除範囲分類がある[1]（図1）．

もともとは摂食会話機能の評価目的に作成されたものだが，舌根と舌背の切除範囲に応じたI〜IV型の4つの分類が明瞭なため，本稿においても同分類に基づき説明する．実際には舌根の切除だ

*1 Yuichi ICHIKAWA，静岡県立静岡がんセンター再建・形成外科，チーフレジデント／〒113-8431　東京都文京区本郷3-1-3　順天堂大学医学部形成外科学講座，助手
*2 Masahiro NAKAGAWA，〒411-8777　静岡県駿東郡長泉町下長窪1007番地　静岡県立静岡がんセンター再建・形成外科，部長

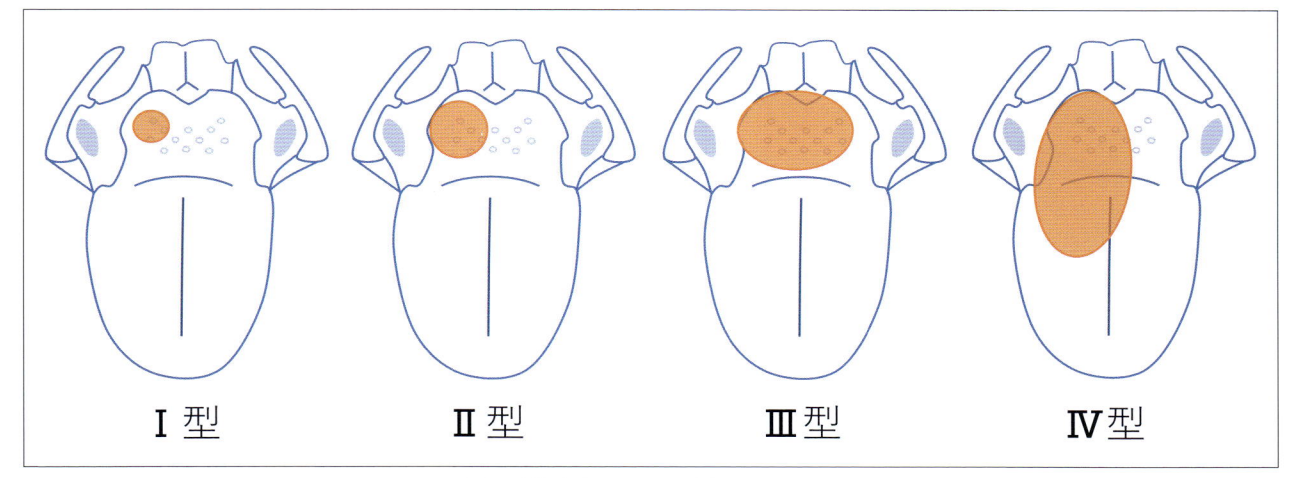

図 1. 中咽頭前壁癌における木股らによる切除分類
Ⅰ型：切除範囲が舌根内に留まり舌根組織の半切を越えない.
Ⅱ型：切除範囲が舌根の約半分に及ぶ.
Ⅲ型：舌根亜全摘から全摘に及ぶ.
Ⅳ型：口部舌に欠損範囲が及ぶ.

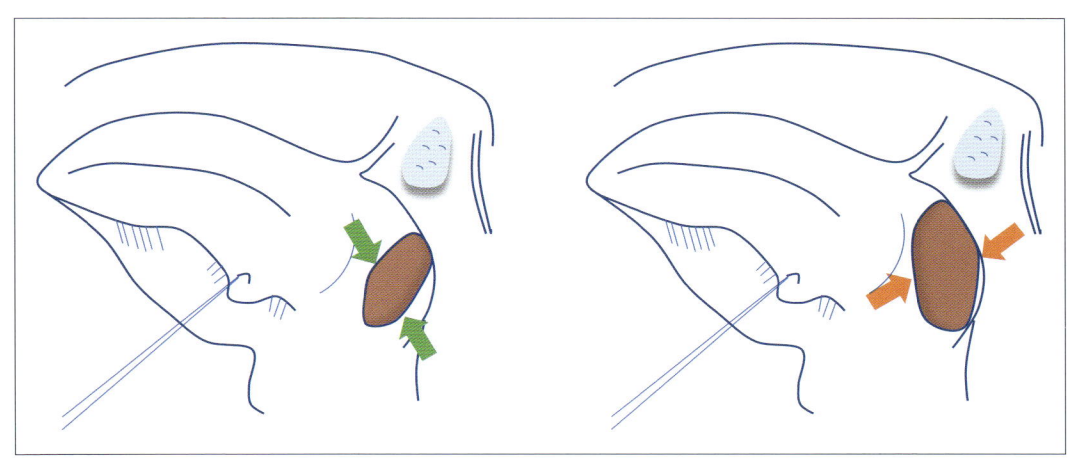

図 2. 舌根断端同士の縫合方法
左：頭尾側の舌根断端同士の単純縫縮
右：左右の舌根断端同士の単純縫縮

けでなく，中咽頭側壁や喉頭蓋の合併切除などが伴う場合も少なくないため，合併切除の場合に関しては別途後述する.

2. 再建方法
A. Ⅰ, Ⅱ型

舌根の部分切除や半切までのⅠ, Ⅱ型に関しては，皮弁での再建は行わず残存舌根同士，もしくは残存舌根と咽頭側壁断端との単純縫縮を行っている. 頸部皮弁などの小さい皮弁を挿入する術式

の報告も散見されるが[2)3)]，単純縫縮でも食事内容，嚥下評価，会話機能ともに正常に近い結果が得られ，日常生活にほぼ支障がないことが報告されていることから[1)]，当院では基本的に皮弁などの再建は行っていない.

単純縫縮の方法としては，頭尾側の舌根断端同士を単純縫縮する方法と左右の舌根断端(もしくは咽頭側壁)同士を単純縫縮する方法があり(図2)，腫瘍切除後の欠損の形状や位置により縫縮方

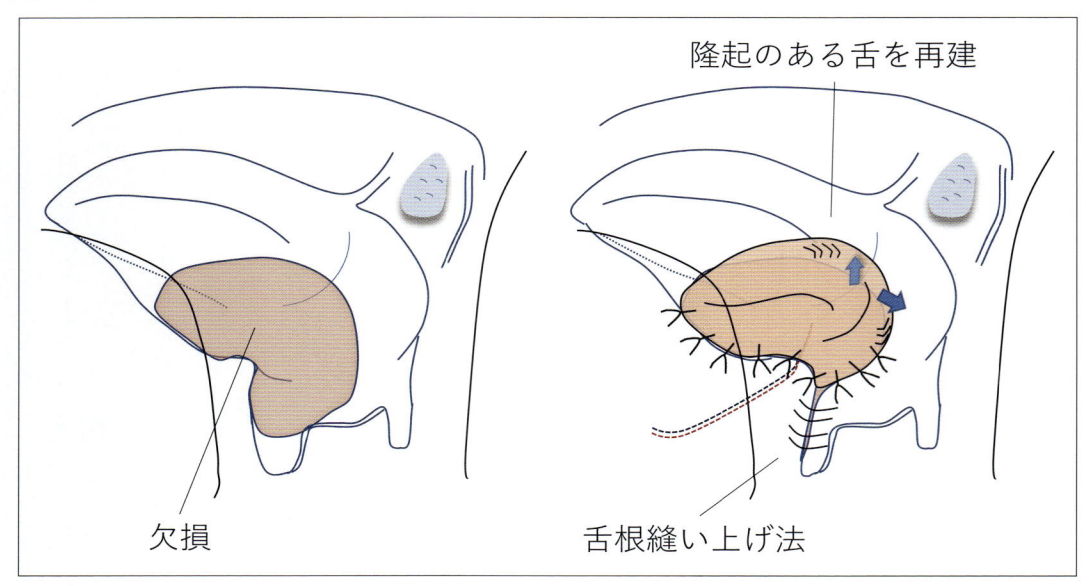

隆起のある舌を再建

欠損

舌根縫い上げ法

図 3. 隆起した舌の再建

法を決定する．頭尾側方向の縫合は，緊張が強い場合は可動部舌が尾側に牽引され舌尖が口蓋方向を向くことがあるため，術後しばらくの間は可動部舌の動きに影響を与える一方，患側の喉頭を挙上できるため誤嚥の予防に有用と考える．左右方向の縫合は，舌根幅を小さくする形の縫合となるが，可動部舌への影響は少なく残存舌の機能温存に利便があると考える．また，患側の舌根が半切程度切除された場合では，舌根断端と咽頭側壁断端との縫縮で中咽頭は狭小化されるが，知覚のある通常粘膜での再建となるため嚥下機能の維持に有用である．左右方向に単純縫縮できる限界としては，舌根部の欠損サイズが 1/2 程度までと考えており，それ以上の欠損となる場合（Ⅲ型に該当）には皮弁の挿入が必要になる[1].

B．Ⅲ，Ⅳ型

半側を越えるⅢ型やⅣ型の場合は，無理な残存舌根同士の縫縮は術後の創離開や可動部舌の運動制限を生じるため，皮弁による再建手術を考慮する[1)4]．皮弁による再建方法を考慮する上で重要視されるのは，根治性だけでなく治療後の機能温存の両立である．特に舌根癌の再建においては，術後の嚥下機能の温存が重要なポイントであり，我々は欠損部分を出来る限り本来の知覚のある残存粘膜で補うことを重要視している．そのためい

ずれの型においても，皮弁の挿入を行う前に，緊張がなく縫縮可能な範囲で切除断端同士（舌根断端同士もしくは舌根断端−咽頭断端）を縫縮し，皮弁の皮島が口腔内に出るのを最小限にとどめている．

1）Ⅲ型の場合

腫瘍切除後には肩枕を外し，切除に伴い下垂した喉頭を挙上した状態で欠損サイズの確認と単純縫縮時の緊張具合を確認し，皮弁の挿入と皮島の大きさを決定する．可動部舌は温存されるため，舌根部に大きくボリュームのある皮弁を挿入すると可動部舌の動きを阻害してしまう可能性があり，比較的薄い前外側大腿皮弁などを用いて再建し，可動部舌の温存機能を有効に活用することを念頭に置いている．

2）Ⅳ型の場合

可動部舌も合併切除となるため，舌半切や舌亜全摘に近い切除範囲となることがある．そのため術後の嚥下時に，中咽頭後壁と軟口蓋に再建舌が密着し，嚥下圧がかけられる再建が必要（図3）となり，腹直筋のような厚みがありボリュームのある皮弁が選択されることが多い[1)5)6]．また可動部舌の舌下神経・舌神経を温存できない場合は，術後の残存舌の機能が悪くなり，また上喉頭神経を温存できない場合は喉頭の知覚が阻害され咽頭の

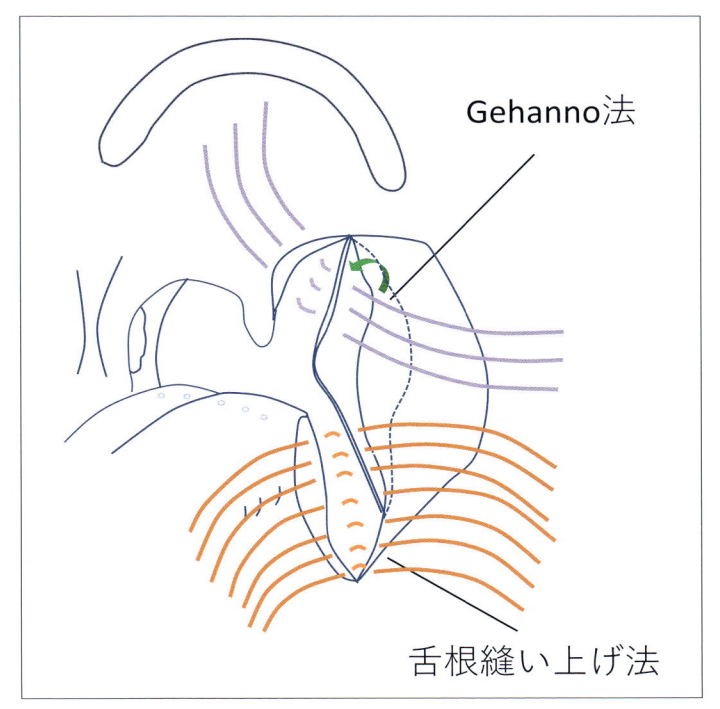

図 4. 舌根部断端―中咽頭側壁の縫い上げ法
Gehanno 法：咽頭後壁断端から咽頭筋粘膜弁を剥離し軟口蓋断端や舌根
断端と縫合する.
舌根縫い上げ法：舌根断端と咽頭断端を口蓋垂の直下まで縫い上げる.

嚥下運動が悪くなるため，機能を形態でカバーできるよう隆起した舌を再建する必要がある．健側より著明に低い舌再建となると，食塊や水分が再建舌を通過し誤嚥のリスクや食残渣が生じるため，再建舌は健側と同程度かそれ以上の隆起が望ましい．後述するが，腫瘍切除時に下咽頭や喉頭蓋近くまで深く切開が及ぶ場合には，可能な範囲で咽頭の縫い上げ法を行っている[5]．この縫い上げ法の施行により患側の舌根位置が健側より高くなり食塊が健側を通過しやすくなるため，誤嚥の予防として効果的である．

C．合併切除を伴う場合

1）中咽頭側壁合併切除

当施設では従来から中咽頭癌切除後の再建においては，出来る限り知覚のある残存組織（残存粘膜）を用いて再建することが重要というコンセプトのもと行ってきており[5]，舌根癌における中咽頭側壁合併切除においても同様となる．咽頭後壁まで切除が及ぶ際には，咽頭後壁断端から咽頭筋粘膜弁を剥離し軟口蓋断端と縫い上げ咽頭腔を作成する Gehanno 法を行い[7]，また舌根部から下咽頭に向け深く切り下がった際には，最深部から頭側へ舌根断端と下咽頭断端を縫合していく舌根縫い上げ法を行っている[5,8]（図 4）．縫い上げは口蓋垂と同じ高さか1横指ほど尾側を目安に行っている．このように咽頭腔を狭小化することで嚥下圧がかかりやすくなり嚥下機能を保つとともに，知覚のある残存粘膜での再建により咽頭残留とそれによる誤嚥が予防できる[9,10]．皮弁は縫い上げた頂点が最深部となるよう配置し，舌・中咽頭側壁の欠損部へ充填するため，当施設では比較的しなやかな大腿皮弁を用いることが多い[5,9]．

2）喉頭蓋合併切除

喉頭蓋を切除した場合は，皮弁が披裂に乗り声帯を覆う程度のボリュームが必要となる[6,11~13]．再建の際には，まず周囲の咽頭断端を 3-0 vicryl® で縫縮し，極力本来の知覚のある粘膜を用いて咽頭を狭小化する．また腫瘍切除に伴い喉頭側の組

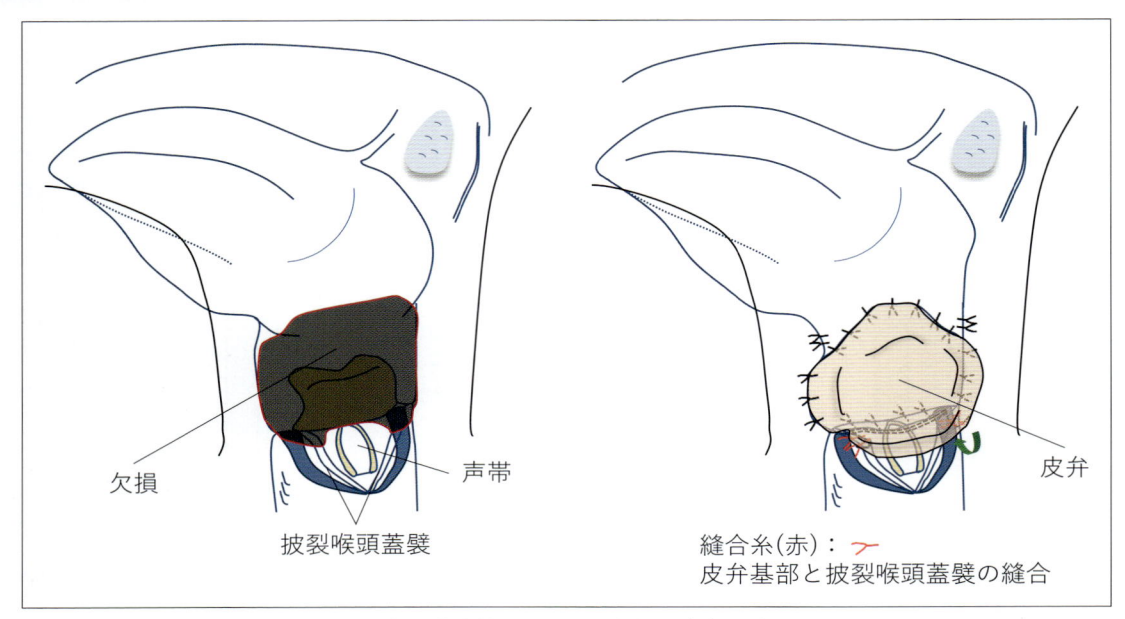

図 5. 喉頭蓋合併切除時の理想的な皮弁再建の型
左：切除後．喉頭蓋は完全切除，披裂喉頭蓋襞は部分切除とした．
右：皮弁縫い付け後．喉頭側前壁断端から披裂にかぶるように皮弁が凸型になるよう再建

織は下垂しているため，喉頭を少し引き上げた状態で欠損サイズの確認を行い，必要な皮弁のサイズを決定する．縫い付けの際には前壁の喉頭側断端と皮弁との縫合から開始し，皮弁が咽頭後壁方向に凸型になり声帯を覆うように披裂喉頭ヒダと皮弁基部とを2,3針縫合した後，狭小化した咽頭の粘膜断端と皮弁の縫い付けを行っていく（図5）．手術終了時は気道が狭くなるために気管カニューレの挿入が必須となる．術後しばらくすると皮弁のボリュームが減少するため口から呼吸できるようになることが多いが，早期にはスピーチカニューレやレチナの挿入が必要となる例が多く，中には長期間挿入する場合もある．

3．症例写真

症例1：67歳，男性

中咽頭癌（左舌根，T2N0M0）に対して pull through 法による腫瘍切除術および左頸部郭清が施行された．切除範囲は，患側の舌根の半切と可動部舌が一部切除され，合併切除として患側の口蓋舌弓，扁桃，中咽頭側壁が切除された．皮弁の選択は，舌根は半切程度かつ可動部舌の切除範囲も少ないため，遊離大腿穿通枝皮弁を選択し，6×

12 cm の皮弁を挙上した．

頸部からの操作で開始した．喉頭蓋外側に認めた舌根断端と中咽頭側壁断端とを Gambee 縫合（3-0 vicryl®）で縫縮していき，口蓋垂の1横指下の高さまで縫い上げた（舌根縫い上げ法）．次に口腔内から皮弁の位置決めを行った．舌根-咽頭粘膜の縫い上げの頂点が挿入する皮弁の最深部になるため，同部位を基準として舌と扁桃・中咽頭の欠損部を皮弁で覆うように，皮弁の位置を調整した．位置決め後，再度頸部操作に戻り，まず縫い上げの頂点と皮弁を三点縫合し，咽頭側・舌側と数針追加後に口腔からの操作に移行した．扁桃・咽頭側壁・口腔底と皮弁を縫い付けていった．血管吻合は，左内頸静脈と大腿回旋静脈を端側吻合，左上甲状腺動脈と大腿回旋動脈を端々吻合した．15 Fr J-VAC®ドレーンを2本留置し，頸部を閉創し手術終了とした（図6）．術後7日目でスピーチカニューレに変更，術後11日目でカニューレは抜去した．退院後は，時間はかかるものの家族と同じ食事を摂取できていたが，術後4年経過時に再発・現病死となった．

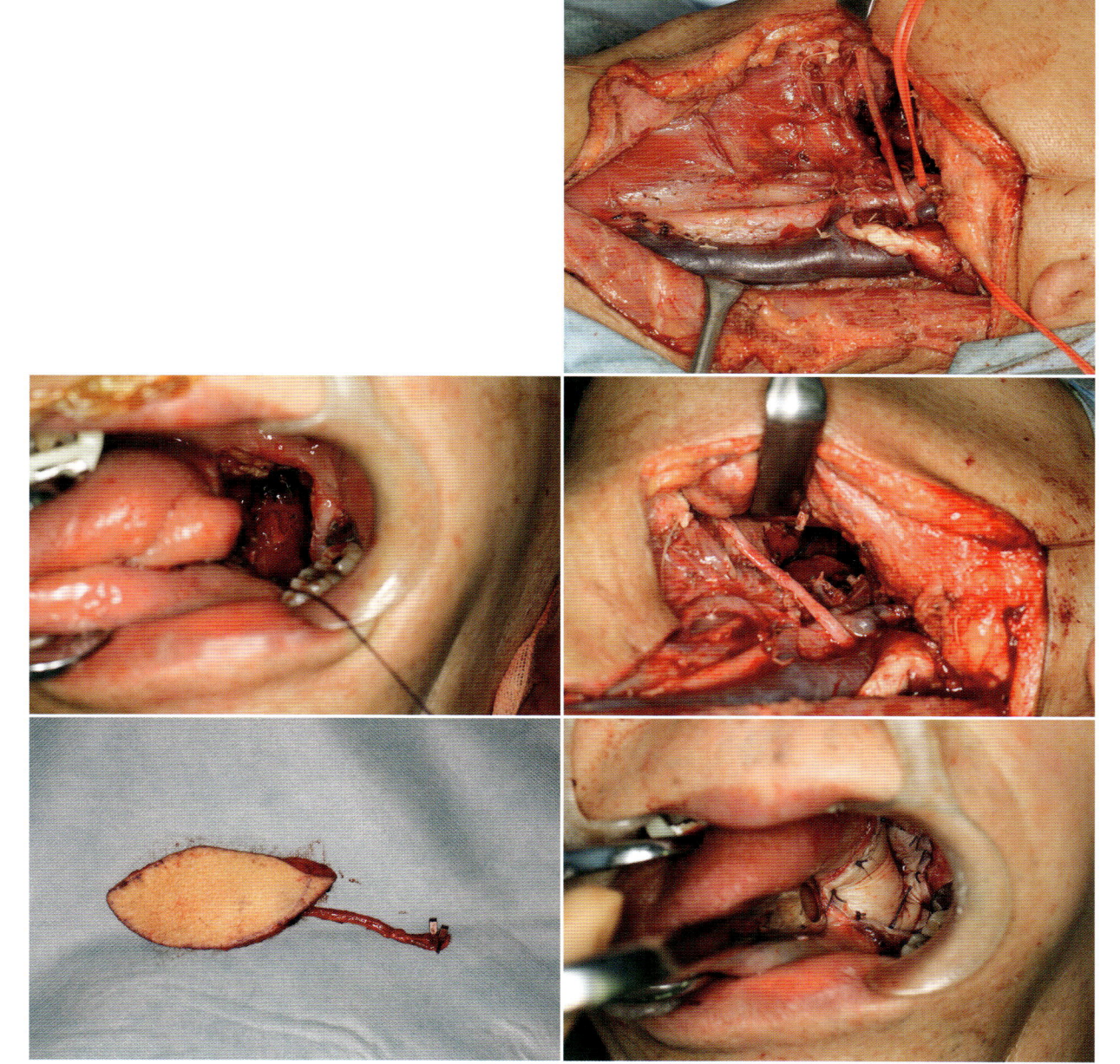

図 6. 症例 1

|a|
|b|c|
|d|e|

a：腫瘍切除時（頸部側）．舌下神経の奥に舌根断端，血管テープの奥に口蓋垂が確認で
　きる．

b：腫瘍切除時（口腔内側）．可動部舌の部分切除，口蓋舌弓，扁桃，中咽頭側壁が合併
　切除されている．中咽頭後壁は温存されている．

c：舌根縫い上げ法．頸部から口蓋垂の 1 横指下の高さまで縫い上げていく．口蓋垂は
　見えなくなる．

d：遊離大腿穿通枝皮弁（6×12 cm）を挙上．縫い上げの頂点から皮弁を縫着していく．

e：皮弁縫着後．舌側面，舌根部，扁桃へ皮弁が挿入されている．

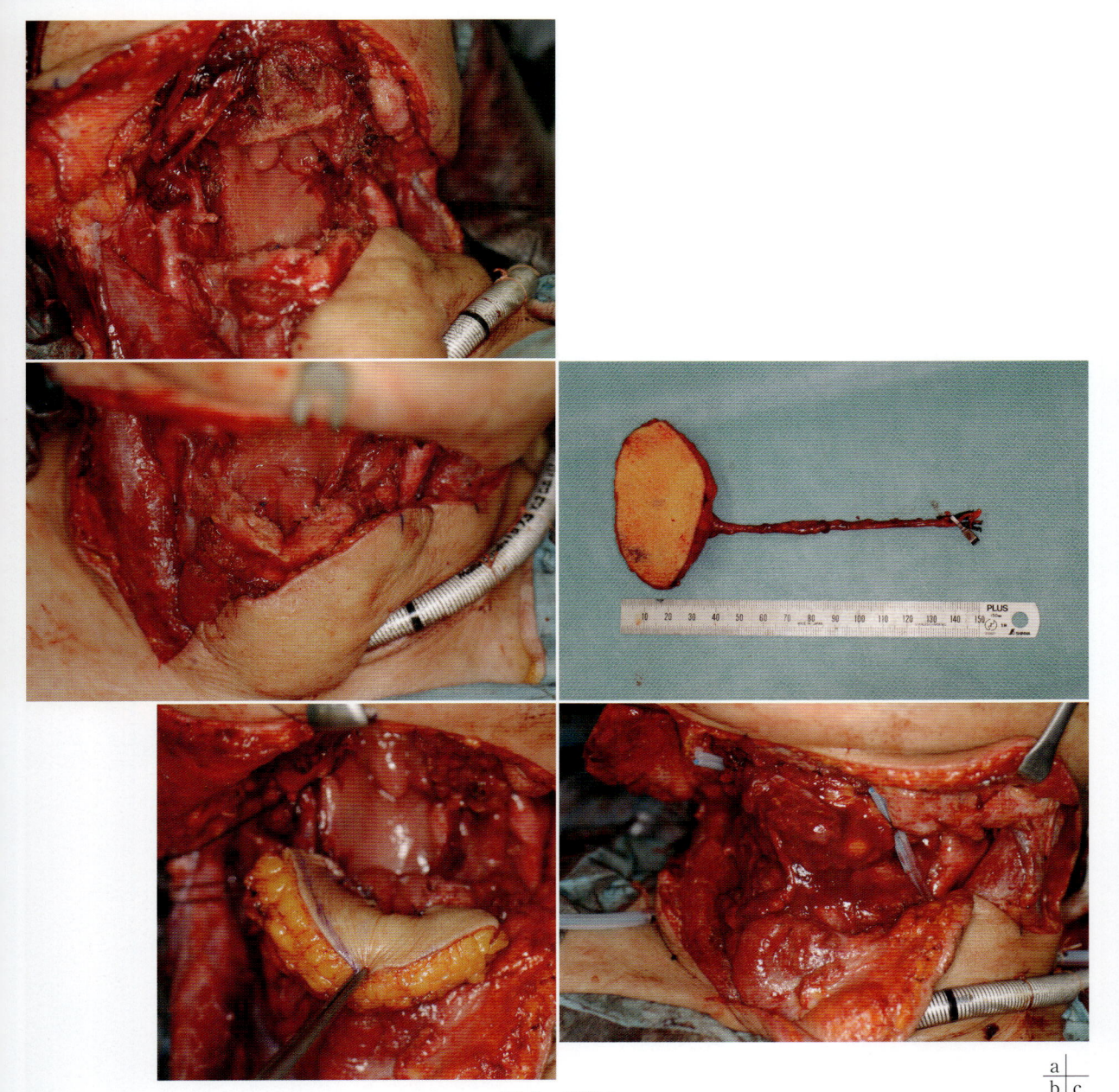

図 7. 症例 2

a：腫瘍切除時. 前壁は 1/2 周強切除. 喉頭蓋も合併切除されている.
b：咽頭粘膜断端同士を縫縮し咽頭腔を狭小化. 浮腫状の披裂が露出している.
c：遊離大腿穿通枝皮弁を挙上（5×9 cm）.
d：喉頭側の前壁断端から皮弁の縫い付けを開始. 3-0 vicryl® で垂直マットレス縫合
e：皮弁縫い付け, 血管吻合終了時. 血管茎は皮下直下を走る.

症例 2：68 歳, 女性

中咽頭癌（舌根癌, T2N0M0）に対して pull through 法による腫瘍切除術および両側頸部郭清が施行された. 切除範囲は, 舌根部の全摘を含む前壁 1/2 周と喉頭蓋が合併切除され, 披裂が露出

していた. 舌下神経は両側温存されていた. まず周囲の咽頭粘膜断端の縫縮できる部分を可及的に 3-0 vicryl® で縫合, 狭小化された咽頭を形成した. 肩枕を外し頸部の伸展を解除したところ, 単純縫縮は緊張が強く困難であったため皮弁による再建

を決定した．前壁の欠損サイズは横幅7cm×縦幅3cmであったため，5×9cmの遊離大腿穿通枝皮弁をデザインし，皮弁を挙上した．縫い縮めた前壁の喉頭側断端から皮弁を縫着していき，披裂側に皮弁が凸になるように縫い付けを調節し皮弁を縫着した．血管吻合は，大腿回旋動脈と上甲状腺動脈を端々吻合，大腿回旋静脈と内頸静脈を端側吻合した．15Fr J-VAC®ドレーンを2本留置し，頸部を閉創し手術終了とした．術直後に喉頭ファイバーで皮弁の色調が問題ないのを確認した(図7)．

術後12年間再発なく経過し，常食では時折むせこむものの，とろみつきであればむせこみなく摂取可能である．

参考文献

1) 木股敬裕ほか：中咽頭前壁癌における切除範囲，再建方法における術後機能評価．頭頸部腫瘍．**29**：1-8，2003．
Summary 前壁癌の切除分類が記載され，分類に基づいた術後の喉頭温存の可否や術後の摂食会話機能について報告している論文．

2) 櫻庭 実ほか：頸部皮弁を利用した中咽頭前壁（舌根部）の再建．形成外科．**43**：801-806，2000．

3) 浅井昌大：咽頭癌治療の最前線 舌根癌の切除・再建．癌の臨床．**44**：1227-1232，1998．

4) Salibian, A. H., et al.：Reconstruction of the base of the tongue with the microvascular ulnar forearm flap：a functional assessment. Plast Reconstr Surg. **96**：1081-1089；discussion 1090-1091, 1995.

5) 中川雅裕ほか：【All about 頭頸部再建―多彩な皮弁を使いこなす！】頭頸部再建の実際 口腔・中咽頭・下顎再建．耳鼻咽喉科・頭頸部外科．**87**：528-535，2015．

6) 三谷浩樹ほか：口腔・咽頭癌診療の最前線 T3舌根癌の切除と再建．口腔・咽頭科．**18**：263-268，2006．

7) Kimata, Y., et al.：Velopharyngeal function after microsurgical reconstruction of lateral and superior oropharyngeal defects. Laryngoscope. **112**：1037-1042, 2002.
Summary 中咽頭側壁癌に対する Gehanno 法を含む再建術後の口蓋機能などの比較がなされた論文．

8) 小村 健ほか：軟口蓋及び中咽頭側壁を含む腫瘍切除後の再建法と術後機能．口科誌．**45**：72-79，1996．
Summary Gehanno 法と舌根部の縫い上げを併用した中咽頭狭小化による再建の有用性について報告している論文．

9) 成田圭吾ほか：中咽頭再建術後の嚥下機能．耳鼻と臨床．**54**：S189-S198，2008．
Summary 著者施設における中咽頭側壁再建のコンセプトの詳細と術後評価について詳しく述べられた論文．

10) 赤澤 聡ほか：【マイクロサージャリーに関する最近の話題】中咽頭上側壁切除・下咽頭部分切除の再建法―良好な嚥下機能をめざして．医学のあゆみ．**255**：265-270，2015．

11) 上薗健一ほか：中咽頭前壁癌再発症例に対する舌根喉頭蓋合併切除 術後の形態機能回復を目指した切除再建．頭頸部癌．**37**：411-416，2011．
Summary GVE 術後の再建における腹直筋再建の有用性と手技の再建時の工夫について提唱している論文．

12) Masuda, M., et al.：Morphological reconstruction of the neoepiglottis after hyo-sub-glosso-epiglottectomy (anteriorly extended supraglottic laryngectomy). Laryngoscope. **123**：1231-1235, 2013.

13) 松浦一登ほか：中咽頭癌前壁型の根治手術と QOL．頭頸部外科．**17**：27-33，2007．

ここからスタート！

好評書籍

睡眠医療を知る
－睡眠認定医の考え方－

著 名古屋市立大学睡眠医療センター　センター長
中山明峰

2017 年 6 月発売
定価（本体価格 4,500 円＋税）
B5 判　136 頁

睡眠医療に興味があるすべての方へ！

眠れないから睡眠薬を処方する。果たしてそれが睡眠医療と言えるのか？
睡眠認定医 中山明峰先生の睡眠医療のノウハウをこの一冊に凝縮！
睡眠のメカニズムから、問診、検査、治療計画、睡眠薬処方、さらには中日新聞にて掲載されたコラム５０編もすべて収録。
イラストレーター 中山信一氏のほのぼのとしたイラストを交えたすべての睡眠医療初学者に向けた一冊です。

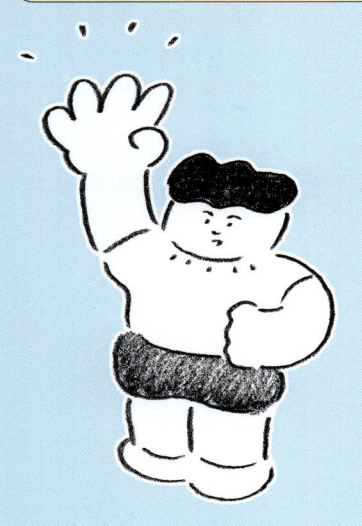

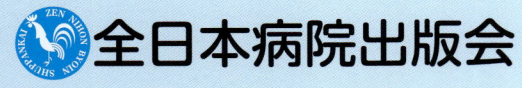

全日本病院出版会　〒113-0033 東京都文京区本郷 3-16-4　Tel：03-5689-5989
http://www.zenniti.com　Fax：03-5689-8030

PEPARS No.136：43-50, 2018

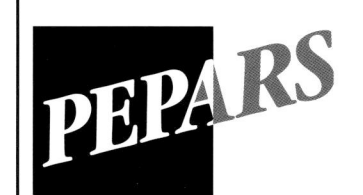

◆特集／機能に配慮した頭頸部再建

舌半切の機能的再建のために

岸　慶太*

Key Words：舌半切（hemiglossectomy），遊離皮弁（free flap），再建（reconstruction），音声（speech），嚥下（swallow）

Abstract　　舌半切における術後機能は概ね良好とされており，再建方法による違いは未だに明確ではない．本稿では諸家の文献で報告されている内容と当院の経験を踏まえ，舌半切の機能向上のための皮弁選択と，再建のコツについて述べる．そして，当院で行っている音声・嚥下評価の成績を提示する．簡易的な評価（田口法，AsR）では良好な結果を認めた．しかしそれぞれの嚥下方法を詳細に観察すると，嚥下圧の低下を代償するために反復嚥下や chin-down などの嚥下方法が比較的多く認められた．100 音節から舌音別の正答率を分析すると，舌尖音，中舌–軟口蓋音，前舌–硬口蓋音の順に高かった．一方，鼠径皮弁は他の皮弁と比較して前舌・硬口蓋音の正答率が比較的高く，鼠径皮弁の有効性が示唆された．舌半切再建には依然として様々な検討の余地があり，今後も各施設で詳細な術式別の客観的評価が行われるべきである．

はじめに

　一般的に，舌半切除後再建の術後機能は音声，嚥下共に概ね良好である[1)2)]．しかし，日常会話が可能で，通常食の摂取が可能でも，未だに不便を訴える患者をしばしば経験する．医療者側の考える良好な術後機能が，必ずしも患者側の考えるものと一致するとは限らない．しかし患者の望む治療こそベストな治療である．この原因を解明するためには，詳細な術式別の客観的評価を行う必要がある．

　より良好な機能を保つ上で重要な点は，残舌の動きを最大限に生かすことである．現在までに様々な再建術式が考案されているものの，有力な再建方法を示した文献は少ない．形成外科診療ガイドラインでも，会話機能を考えれば直接縫合，

摂食機能を考えれば薄い皮弁による再建を推奨するのみである[3)]．

　本稿では，諸家の文献で報告されている内容と当院の経験を踏まえ，舌半切の機能向上のための皮弁選択と，再建のコツについて述べる．

切除のポイント

　"舌半切"とは一般的に舌可動部半側切除と舌半側切除術を意味する[4)]．切除法は下顎離断法や pull-through 法があるが，多くの施設では後者が選択されている．Pull-through 法はまず口腔内操作（舌・口腔底粘膜切除）を行い，頸部から顎舌骨筋後縁と顎二腹筋後腹との間を展開し，舌を顎下三角に引き抜いて，舌後方を切離する．舌半切では舌・口腔底粘膜とともに，外舌筋（オトガイ舌筋，舌骨舌筋，茎突舌筋，口蓋舌筋），舌動脈，舌神経，舌下神経などが切断される．

　特に舌下神経は舌筋枝，甲状舌骨筋枝，頸神経ワナの上根に分かれ，舌筋群や舌骨筋群の運動を支配する．Pull-through の方向や高さにより切断

* Keita KISHI，〒105-8471　東京都港区西新橋 3-19-18　東京慈恵会医科大学形成外科学講座，助教

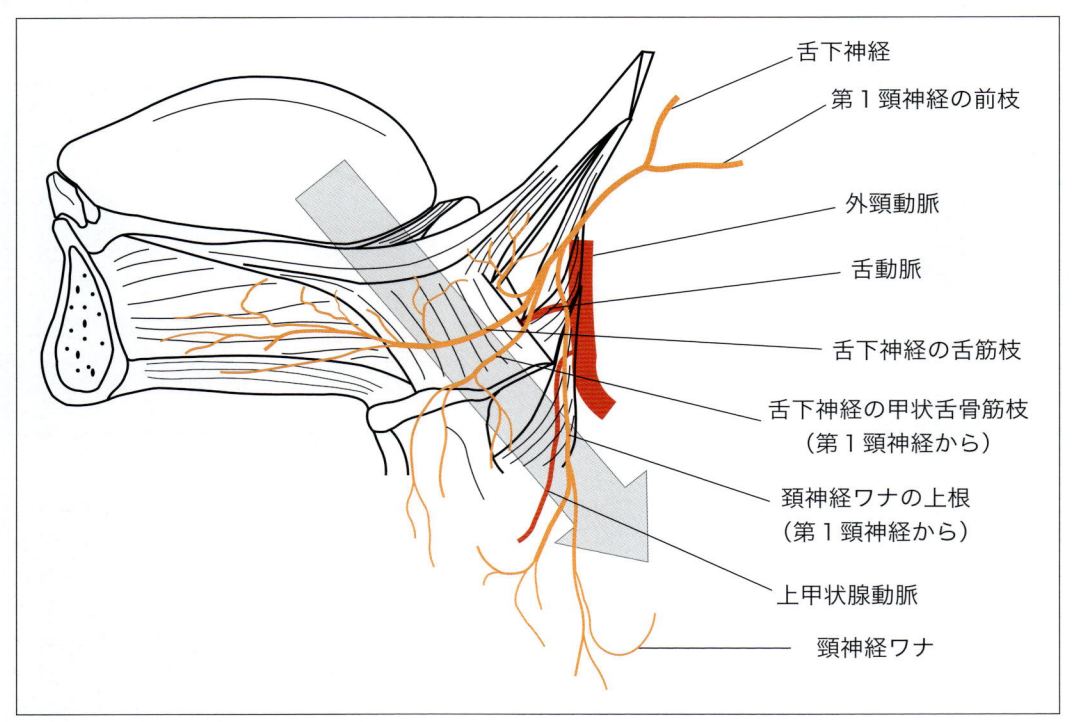

図 1. Pull-through 法の経路と舌下神経の位置関係
Pull-through 法の方向や高さ(矢印)により,切断される舌下神経の枝が変わる.

される舌下神経が異なり,術後機能に影響すると考えられている(図1).

再建のポイント

1. 皮弁選択

残舌の動きを最大限に生かすためには,皮膚がなるべく薄くしなやかな組織移植が望ましい.当科では前腕皮弁(以下,RF),前外側大腿皮弁(以下,ALT),深下腹壁動静脈穿通枝皮弁(以下,DIEP),遊離鼠径皮弁などを使用している.一般的には ALT,RF が多く選択されているが,両者の機能に明らかな差はないと言われている[5].術前診察では,皮弁採取部位の外傷歴,手術歴,特に四肢では血管内治療歴やシャントの有無,麻痺の有無について問診しておく.その他,体格,利き手,体毛,真皮,皮下脂肪の厚さなどを触診しておく.肥満の症例には RF が奨められている[6].

2. 皮弁デザイン

再建舌は切除舌より 10〜15% 大きくなるようデザインするという報告がある[7].Pull-through 法によって生じる顎下三角の死腔に対して充填は

あえて行っていないため,充填のために必要と言われる脂肪や筋体は付着させていない.

3. 皮弁縫合

A. 頸部操作

可能であれば舌根は有郭乳頭の高さまで咽頭壁と直接縫縮しているが,不可能な場合は皮弁を挿入している.舌根への皮弁挿入の有無に関する文献的な報告はなく,機能的な違いは明らかになっていない.

次に,皮弁と咽頭側壁(扁桃),舌根の3か所を縫合する(図2-a, b).舌根の大部分は口腔内から手術操作が不可能であるので,頸部から可能な限り舌根と皮弁を縫合しておく.

B. 口腔内操作

頸部にある皮弁を口腔内に引き出し,おおよその縫合予定部に配置する.将来,皮弁が萎縮することを考慮し,残存舌を最大限前方に牽引し,舌背・口腔底粘膜を舌根から舌尖方向に縫合する(図2-c).

舌背の瘢痕拘縮に対しては,残舌の舌背に Z 形成様の皮弁を挿入する方法が報告されている[8].

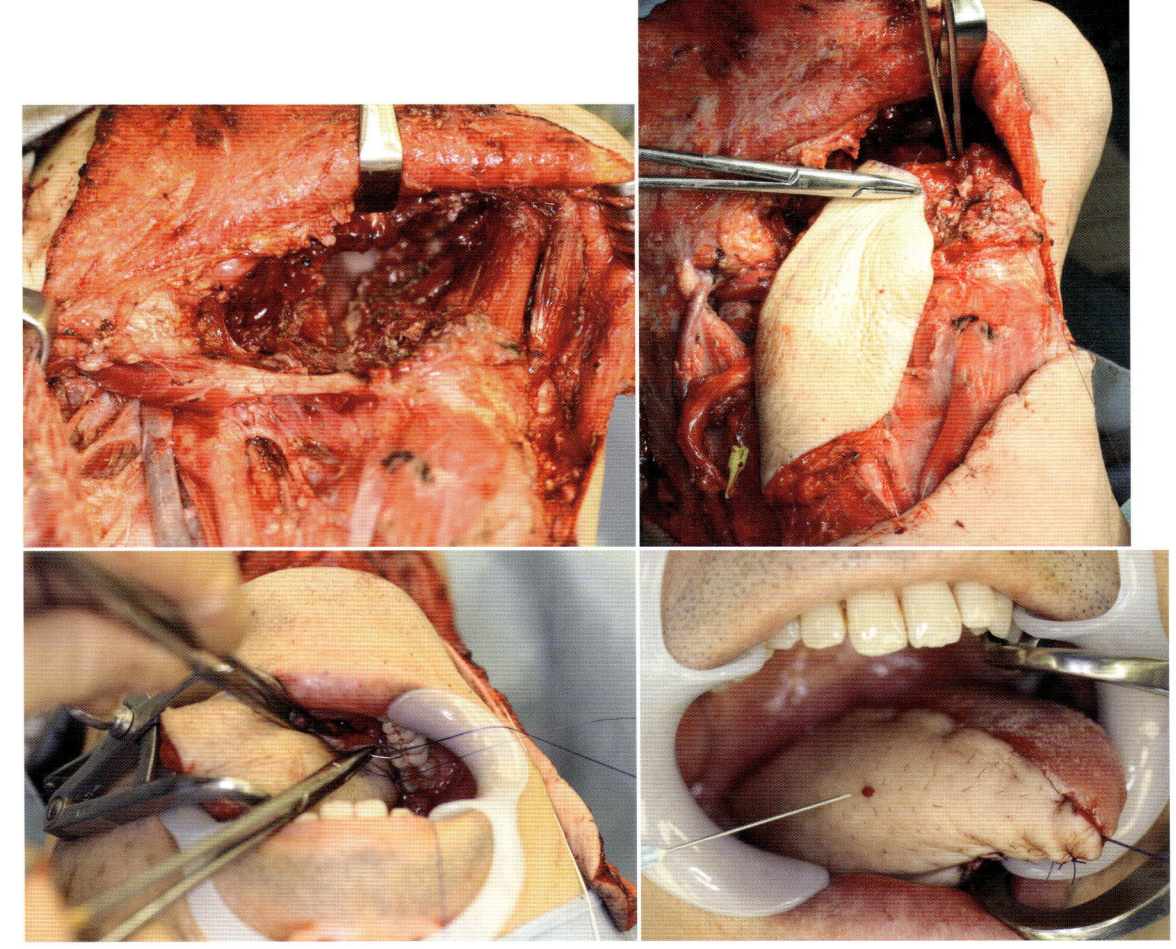

図 2. 術中所見

a	b
c	d

a ：Pull-through 完了時の顎下三角
b ：皮弁と咽頭側壁（扁桃），舌根の3か所を縫合する.
c ：口腔底粘膜を舌根〜舌尖方向に縫合する.
d ：皮弁を舌尖まで挿入する*.（* ：Pin prick test で出血を確認している.）

当科では舌背に存在する舌腱膜，上縦舌筋，舌中隔など舌形態に関与する組織の切断を避けるために行っていないが，機能的な違いは明らかになっていない.

　舌尖の再建は，残舌先端を直接縫縮閉鎖する舌尖形成を行うとの報告もあるが[9]，明らかな機能差はないとの報告もあるため[10)11]，差がないのであれば，当院では整容面を考慮して皮弁は舌尖まで挿入している（図 2-d）.

　皮弁と口腔底粘膜の縫合に関しては，舌尖運動を向上させるために前方口腔底に皮弁を挿入する方法もあるが[12]，当院では行っていない[10]．前方口腔底には舌小帯があり，舌尖運動の支軸となっている[13]．そのため口腔底に皮弁を挿入する操作は，残舌の偏位を招く可能性があり行っていないが，機能的な違いは明らかになっていない.

4．血管吻合

　移植床動脈は主に上甲状腺動脈，もしくは頸横動脈を用いている.上甲状腺動脈を露出する際は，近傍に走行する頸神経ワナの上根を損傷せぬよう配慮する（図 1）.吻合前には必ず血管茎に捻れがないことを確認する.

表 1. 田口法

1	よくわかる
2	時々わからない時がある
3	聞き手が話題を知っていればわかる
4	時々わかる時がある
5	全く了解不能

言語聴覚士により聴取する. 得点が低いほど優れている.

表 2. AsR スコア

As		R	
誤嚥なし	4	残留なし	6
少量誤嚥	3	空嚥下クリア	3
少量誤嚥, 不顕性誤嚥	1	少量残留	2
多量誤嚥	0	多量残留	1

As：誤嚥・不顕性誤嚥スコアと, R：口腔咽頭残留スコアの合計点(10 点満点)にて評価する

表 3. 音声評価

	舌根合併切除群 (n＝12)	舌根残存群 (n＝9)	p 値
田口法	1.3±0.3	1.3±0.3	0.86
100 音節	83.2±7.2	77.3±7.8	0.12

(Mann-Whitney U test)

表 4. 舌音別の正答率(n＝21)

舌音と構音点	正答率
舌尖と歯 /s/, /ts/, /dz/, /n/, /ɲ/	83.3±20.1
舌尖と歯肉 /t/, /d/	78.0±23.5
前舌と硬口蓋 /ʃ/, /tʃ/, /dʒ/, /r/, /rj/	72.5±25.6
中舌と軟口蓋 /k/, /g/, /kj/, /gj/, /ç/	74.4±21.2

表 5. 嚥下機能

	舌根合併切除群 (n＝8)	舌根残存群 (n＝4)	p 値
AsR スコア (10 点)	6.8±1.5	6.3±0.5	0.58

(Mann-Whitney U test)

周術期管理のポイント

　頸部ドレーンを 72 時間で抜去したのち, 問題なければスピーチカニューレに変更している. 言語聴覚士の介入のもとで嚥下の間接訓練を開始し, 問題ないようであれば直接訓練を開始している.

術後機能評価

　当科では術後 3 か月, 6 か月, 1 年で嚥下・音声機能を評価している. 音声評価は会話明瞭度(田口法)[14](表 1)と発語明瞭度(100 音節)[15]を用いている. 嚥下機能評価は videofluoroscopic examination of swallowing(以下, VF)を参考にして, 藤本らによる AsR スコア[16](表 2)を用いている. 加えて, 舌の運搬能力低下を補うために繰り返し咽頭へ送り込みを行う反復嚥下(repetitive attempts at swallowing)[17]と, 下顎を下げて咽頭流入と喉頭挙上を促す chin-down[18]の有無を観察している.

当院の成績

1. 対　象

　術後 1 年以上経過し音声評価を行ったのは 21 例(舌根合併切除群：12 例, 舌根残存群：9 例)で, 嚥下機能評価を行ったのは 12 例(舌根合併切除群：8 例, 舌根残存群：4 例)であった. 皮弁の内訳は音声評価群では ALT：8 例, RF：6 例, 遊離鼠径皮弁：3 例, 腹直筋皮弁(以下, RAMC)：2 例, DIEP：1 例, 大腿筋膜張筋皮弁(以下, TFL)：1 例であった. 嚥下機能評価群では ALT：5 例, RF：2 例, RAMC：2 例, 遊離鼠径皮弁：1 例, DIEP：1 例, TFL：1 例であった. なお, 術前術後放射線治療は全例行われていない.

2. 結　果

A. 音声評価

　舌根合併切除群は田口法 1.3±0.3 点, 100 音節 83.2±7.2%であった. 舌根残存群は田口法 1.3±0.3 点, 100 音節 77.3±7.8%であった. 両評価とも両群に有意差は認められなかった(Mann-

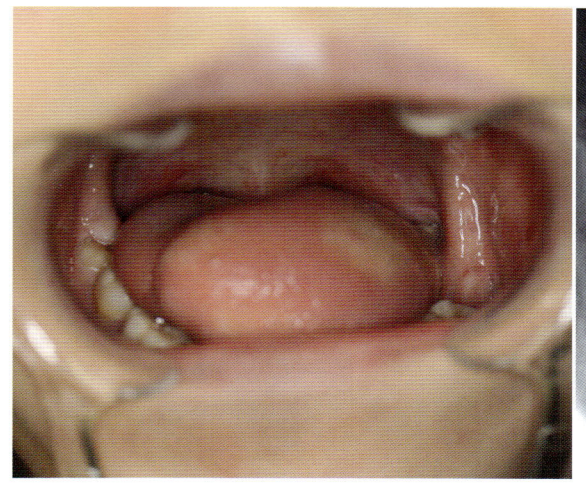
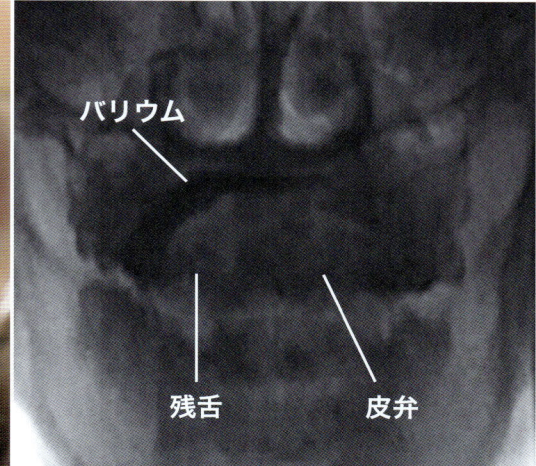
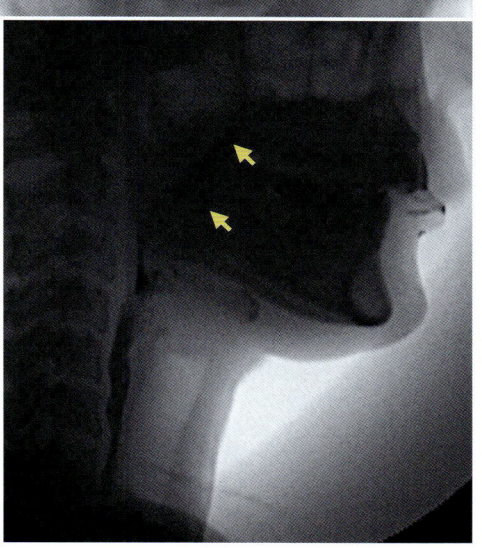

図 3.
症例 1：27 歳，女性．T4N1
左舌半側切除＋左頸部郭清＋ DIEP
田口法：1 点，100 音節：74.7%，AsR：7 点
　a：術後 6 か月．安静時で残舌より皮弁が高い．
　b：VF 正面像．咽頭に送り出す時，皮弁は口蓋に接
　　　触するが，残舌の挙上が不十分
　c：VF 側面像．口腔内残留を認めた（矢印）.

Whitney U-test）（表 3）．100 音節から舌音の正答率を算出すると，舌尖音は比較的保たれていた（表4）．さらに正答率を子音別にみると，下位 6 つ（/rj/，/gj/，/g/，/tʃ/，/r/，/ç/）までは前舌・硬口蓋音と中舌・軟口蓋音など舌背の運動障害が認められた．中でも/rj/は有意に低値であった（p＜0.01，Wilcoxon signed rank test による多重比較）．

B．嚥下機能評価

AsR を比較すると，舌根合併切除群が 6.8±1.5，舌根合併切除群が 6.3±0.5 であり，両群に有意差は認められなかった（表5）．反復嚥下は 6例，chin-down が 2 例に見られた．

代表症例を提示する．

症例 1：27 歳，女性．T4N1（図 3）

左舌半側切除，左頸部郭清，DIEP で再建を行った．残舌に比較して皮弁が大きく，安静時には皮弁が健側に張り出ていた．田口法：1 点，100 音節：74.7%，AsR：7 点であった．

VF では皮弁が先行して口蓋に接触し，残舌の挙上が妨げられているのを認めた．Chin-downによる咽頭への送り込みを認めた．先行するバリウムが食道入口部を通過する一方で，口腔内残留を認めた．

症例 2：66 歳，男性．T2N1（図 4）

左可動部舌半側切除，左頸部郭清，ALT で再建を

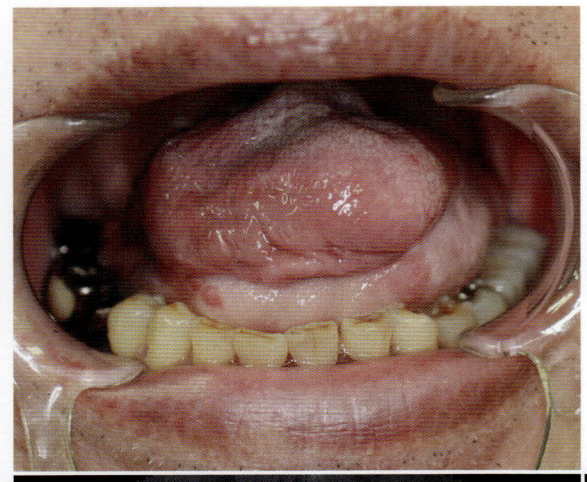

a | |
b | c

図 4.
症例 2：66 歳，男性．T2N1
左可動部舌半側切除＋左頸部郭清＋前外側大腿皮弁
田口法：1 点，100 音節：76.3%，AsR：7 点
　a：術後 2 年．前方口腔底粘膜の切除は正中を越え
　　た部位に及んだため，皮弁で再建した．
　b，c：b：VF 正面像．c：VF 側面像．舌と口蓋の接
　　触は可能だが（矢印），接触している時間が短く，
　　反復嚥下を認めた．

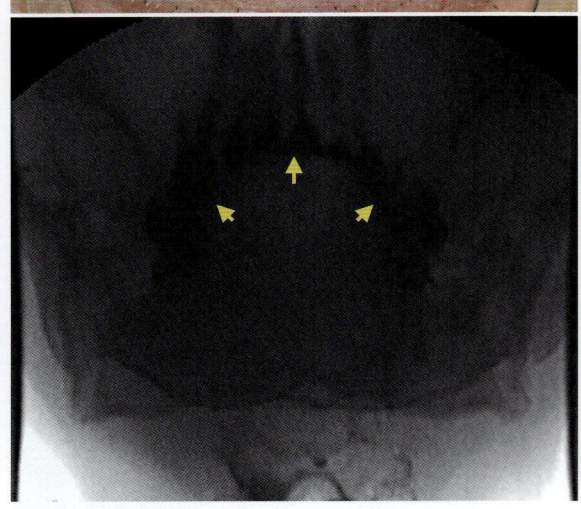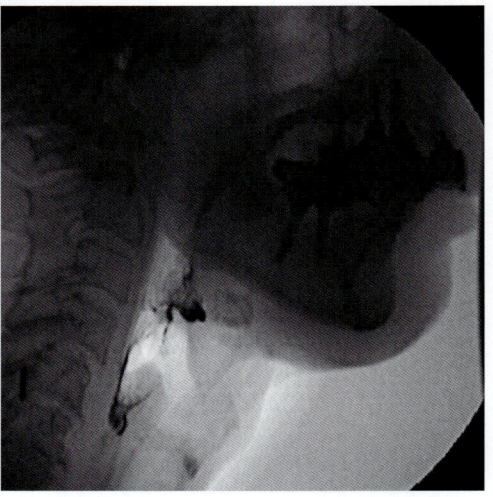

行った．前方口腔底粘膜の切除は正中を越えた部位に及んだため，皮弁を挿入して再建した．田口法：1 点，100 音節：76.3%，AsR：7 点であった．

　舌の挙上と口蓋の接触は可能だが，接触時間が短く十分な嚥下圧が得られず，反復嚥下を認めた．

　症例 3：55 歳，女性．T2N0（図 5）

　右舌半側切除，右頸部郭清，遊離鼠径皮弁で再建を行った．術後 1 年で，挺舌（舌を前方に出す）時，皮弁には皺を認め，舌尖は後方に折り返された．田口法：1 点，100 音節：87.7%，AsR：7 点であった．

　残舌，皮弁により口蓋との間にバリウムが保持されているのを認めた．皮弁は先行して口蓋に接触するが，残舌も良好に挙上し口蓋と接触を認めた．1 回の送り込みで口腔内のバリウムのクリアランスを認めた．

3．考　察

　今回の結果では舌根切除の有無に有意な機能差はなかった．しかし諸家の報告では，舌半切に限らず口腔内残存組織量によって機能差が生じることが明らかになっているため[1,2]，症例を増やして検討する必要がある．

　次に皮弁別の機能差を検討した．VF 評価を行った 12 例中，反復嚥下および chin-down が認められたのは 8 例で，皮弁の内訳は ALT：4 例，RF：1 例，RAMC：1 例，DIEP 1 例，TFL：1 例であった．反復嚥下や chin-down が認められなかった症例は 4 例で，皮弁の内訳は ALT：1 例，RF：1 例，RAMC：1 例，遊離鼠径皮弁 1 例であった．皮弁にばらつきがあり優劣はつけられないが，症例 3 に示した遊離鼠径皮弁の 1 例は頸部や下顎を動かすことなく，クリアランスも良好で，特に

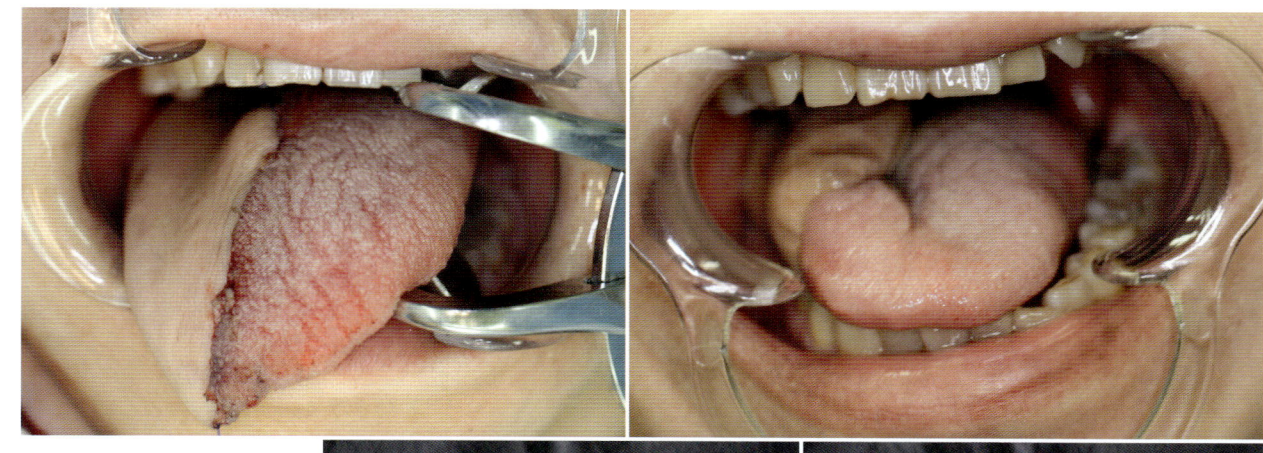

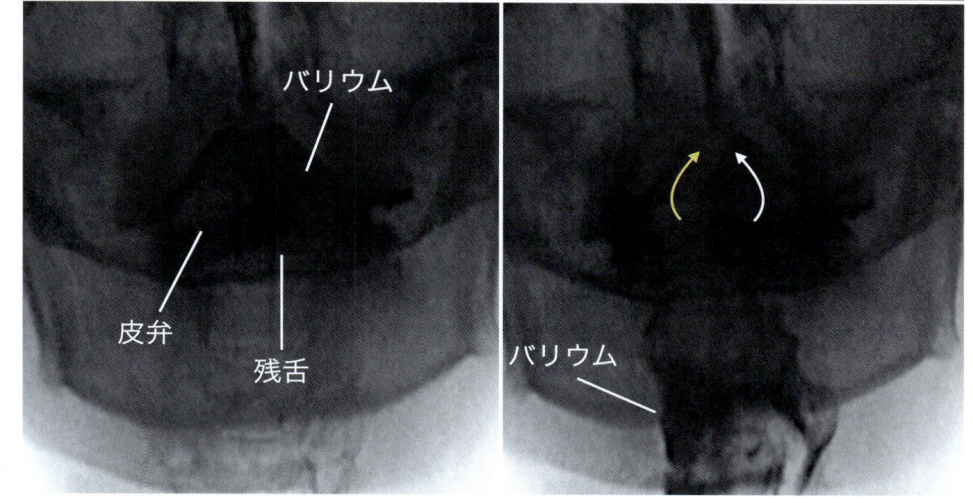

図 5. 症例 3：55 歳，女性．T2N0
右舌半側切除＋右頸部郭清＋遊離鼠径皮弁，田口法：1 点，100 音節：87.7％，AsR：7 点
a ：手術時
b ：術後 1 年．術後 1 年で挺舌時に舌尖が折り返され皮弁に皺を認めた．
c ：VF 正面像 ①．残舌と皮弁により口蓋との間にバリウムを保持できている．
d ：VF 正面像 ②．皮弁は口蓋に接触（黄矢印）．残舌も良好に挙上し，口蓋に接触（白矢印）．
　　咽頭への送り込みが 1 回で完了

スムーズな嚥下が認められた．

　一方，音声評価では，遊離鼠径皮弁 3 例の 100 音節の平均は 90.9％（ALT：79.4％，RF：77.4％，）であり，全体として最も正答率が低い舌音である前舌・硬口蓋音は 84.9％（ALT：76.9％，RF：58.9％，）と，遊離鼠径皮弁の有効性が示唆された．

今後の展望

　舌半切再建例は，田口法や AsR などの簡易的な評価では概ね良好な結果しか導かれない．一方で 100 音節や VF など詳細な評価では舌背の運動に障害があることが明白に認められる．このことは，簡易的評価のみでは患者の抱える問題が見過ごされる可能性があり，舌半切再建治療には今後も発展の余地があることを示唆している．そして，舌半切再建のみならず口腔再建全体にも詳細な術後評価を行う必要性がある．今後，再建医は詳細な術式別の客観的評価を踏襲した上で，既存術式の比較，新たな術式の改良などを模索する必要性を感じる．

　現在では，舌根，舌背，舌尖，および口腔底への皮弁挿入のような小さな工夫や，皮弁の選択の

違いが，有意な機能差をもたらすかは不明である．また，皮弁は長期経過で硬く変性するものや，しなやかさを維持するものなどの個体差が生じていることもしばしば経験し，短期評価だけでなく，長期評価を行う必要性もある．

　皮弁の選択に関しては，今回は遊離鼠径皮弁がよいとの結果であったが，本皮弁は皮弁血流の安定性に欠けるなどの問題点もある．近年ではsuperficial circumflex iliac artery perforator flap の口腔再建への応用が報告されている[19)20)]．皮弁挙上に技術を要するが，皮弁はしなやかで，ドナーも低侵襲であるとの報告もあり，今後の検討は必要だが適応の拡大も期待される．

　舌半切再建には様々な検討の余地があり，今後も各施設で詳細な術式別の客観的評価を行うべきであると考える．そのためには，検査の統一性，標準化，環境作成を各施設が整える必要があり，最終的には，多施設でのデータ収集における第三者検討，エビデンスの構築を行うことが望ましい．

参考文献

1) Lam, L., Samman, N.：Speech and swallowing following tongue cancer surgery and free flap reconstruction—A systematic review. Oral Oncol. 49：507-524, 2013.

2) Kreeft, A. M., et al.：Speech and swallowing after surgical treatment of advanced oral and oropharyngeal carcinoma：A systematic review of the literature. Eur Arch Otorhinolaryngol. 266：1687-1698, 2009.

3) 日本形成外科学会，日本創傷外科学会，日本頭蓋顎顔面外科学会編：形成外科診療ガイドライン，頭頸部・顔面疾患. 6-8, 金原出版, 2015.

4) 日本頭頸部癌学会編：頭頸部癌診療ガイドライン 2018 年版. 金原出版, 2018.

5) Hsiao, H. T., et al.：Radial forearm versus anterolateral thigh flap reconstruction after hemiglossectomy：functional assessment of swallowing and speech. J Reconstr Microsurg. 24：85-88, 2008.

6) 三上太郎ほか：舌半側切除後に必要な再建とは—遊離前腕皮弁と遊離腹直筋皮弁との比較から—. 頭頸部腫瘍. 30：94-99, 2004.

7) Haughey, B. H., et al.：Fasciocutaneous flap reconstruction tongue and floor of mouth：outcomes and techniques. Arch Otolaryngol Head Neck Surg. 128：1388-1395, 2002.

8) 岡崎　睦ほか：【舌・口腔癌切除後の再建法の標準化に向けて—私の推奨する方法】舌半側切除術後の再建における問題点と筆者らの考える対策. 形成外科. 55：39-49, 2012.

9) 櫻庭　実ほか：【Free flap—成功の秘訣】口腔・咽頭再建での合併症回避と良好な機能再建のコツ. 形成外科. 52：143-150, 2009.

10) 石田勝大ほか：舌半切除後再建の術後機能成績と今後の問題点. 頭頸部癌. 41：7-12, 2015.

11) 宮本慎平，櫻庭　実：【舌・口腔癌切除後の再建法の標準化に向けて—私の推奨する方法】舌半切除例における機能的再建法. 形成外科. 55：31-37, 2012.

12) Longo, B., et al.：Bilobed perforator free flaps for combined hemitongue and floor-of-the-mouth defects. J Plast Reconstr Aesthet Surg. 66：1464-1469, 2013.

13) Keith, L. 著，佐藤達夫，坂井建雄監訳：臨床のための解剖学. 第 1 版. 979-983，メディカル・サイエンス・インターナショナル，2008.

14) 田口恒夫：言語障害治療法. 39, 医学書院, 1966.

15) 降谷宜成：言語障害の語音発語明瞭度（語明度）に関する研究. 日耳鼻. 61：1923-1948, 1958.

16) 藤本保志ほか：頭頸部癌治療後の嚥下造影の簡易評価法 AsR スコアの提案. 嚥下医学. 1：153-158, 2012.

17) Hsiao, H. T., et al.：Primary closure versus radial forearm flap reconstruction after hemiglossectomy：functional assessment of swallowing and speech. Ann Plast Surg. 49：612-616, 2002.

18) Shanahan, T. K., et al.：Chin-down posture effect on aspiration in dysphagic patients. Arch Phys Med Rehabil. 74：736-739, 1993.

19) Koshima, I., et al.：Superficial circumflex iliac artery perforator flap for reconstruction of limb defects. Plast Reconstr Surg. 113：233-240, 2004.

20) Iida, T., et al.：Versatility of lateral cutaneous branches of intercostal vessels and nerves：anatomical study and clinical application. J Plast Reconstr Aesthet Surg. 66：1564-1568, 2013.

カラーアトラス
爪の診療実践ガイド

●編集　安木　良博（昭和大学/東京都立大塚病院）
　　　　田村　敦志（伊勢崎市民病院）

目で見る本で
臨床診断力がアップ！

爪の基本から日常の診療に役立つ処置のテクニック、写真記録の撮り方まで、皮膚科、整形外科、形成外科のエキスパートが豊富な図写真とともに詳述！
必読、必見の一書です！

2016 年 10 月発売　オールカラー
定価（本体価格 7,200 円＋税）　B5 判　202 頁

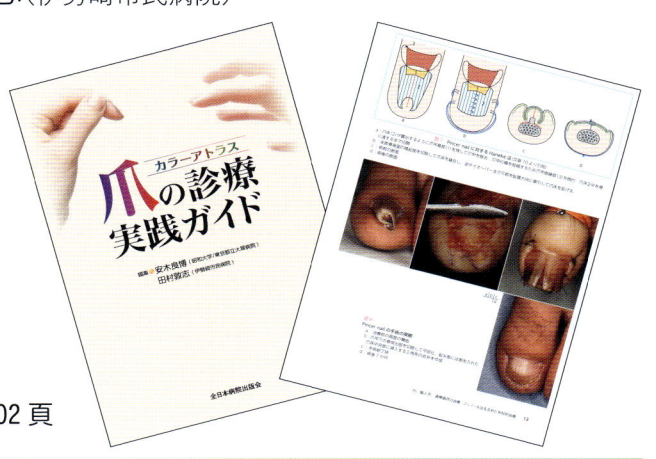

目　次

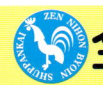 全日本病院出版会　〒113-0033　東京都文京区本郷 3-16-4　Tel：03-5689-5989
http://www.zenniti.com　Fax：03-5689-8030

PEPARS No.136：52-55, 2018

◆特集／機能に配慮した頭頸部再建

舌（亜）全摘症例における機能的再建

宮本 慎平*

Key Words：舌再建（tongue reconstruction），舌全摘（total glossectomy），喉頭温存（laryngeal preservation）

Abstract 舌全摘，亜全摘後の再建においては，術後の経口摂取を可能にするため，十分な組織量を口腔内へ移植し，隆起型の舌を再建することが求められる．一方で，頸部に通じる大きな組織欠損となるため，術後の口腔皮膚瘻や膿瘍形成により創治癒が遷延することも多く，確実な創閉鎖を得ることも重要となる．本稿では，当科での舌全摘・亜全摘後の再建の実際について説明する．

はじめに

舌全摘・亜全摘後の症例では，重篤な嚥下障害から胃瘻依存となったり，嚥下性肺炎を繰り返したりする症例もあり，再建術には，経口摂取の回復や気管切開からの離脱といった最低限の嚥下機能の維持が求められる．舌は大変可動性に富んだ組織であるが，移植皮弁でその複雑な動きを再現することは不可能であり，その代替として十分な容量をもつ隆起した形状の舌を再建することが重要とされている．また，症例によっては喉頭挙上などの嚥下改善手術を併施する必要も生じる．本稿では我々の行っている舌全摘・亜全摘後の再建術式の実際とよりよい機能を得るためのポイントについて述べる．

皮弁の選択・採取法

頻用される皮弁は腹直筋皮弁と前外側大腿皮弁

* Shimpei MIYAMOTO，国立がん研究センター中央病院形成外科，科長／〒113-8655 東京都文京区本郷 7-3-1 東京大学医学部形成外科，講師

である．術前に腹部と大腿部を触診し，適度な皮下脂肪の厚さを有するものを選ぶ．舌全摘・亜全摘症例では，15～25 mm 程度の皮下脂肪厚が丁度よいと考えている．薄すぎると再建舌が平坦になってしまい，厚すぎると口腔内に皮弁をおさめるのに難渋することになる．

それぞれの皮弁の採取法については成書に譲るが，基本的には皮島の最も厚い部分（腹直筋皮弁であれば臍周囲，前外側大腿皮弁であれば頭側）が舌根側にくるように想定し，皮弁をデザインする．るいそうにより皮下脂肪厚が数 mm しかない症例では，2 皮島型のデザインにし，一方の皮島を脱上皮し舌根部へ埋入するなどの工夫も必要になる（図 1）[1]．筋体は顎下部の死腔充填に用いるので，欠損に合わせて必要量を採取する．皮弁の筋体で舌の容量を補っても，術後の萎縮により中長期的には機能的意味をなさない．

皮弁の縫い付け

舌全摘・亜全摘後の再建では，口峡部に十分な組織量を移植し，隆起型の舌を作り，嚥下圧がかかりやすい形状にすることが重要である[2]．それと同時に喉頭が下垂しないよう配慮も必要であ

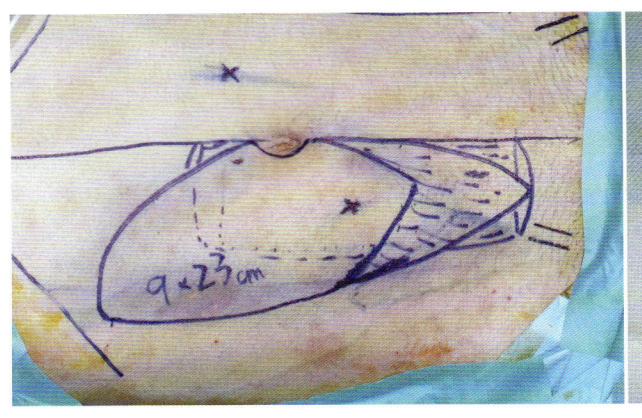

a. 皮弁のデザイン

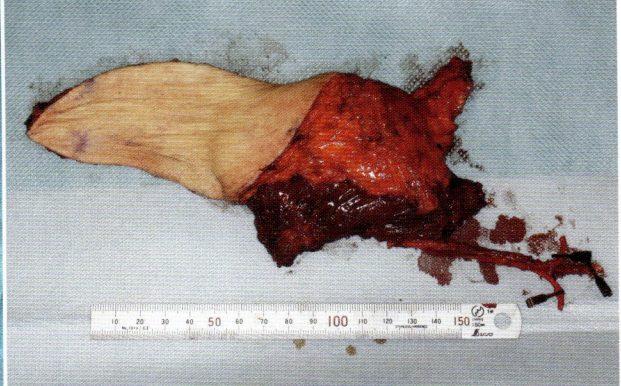

b. 尾側の皮島を脱上皮したところ

図 1. るいそう症例に対する2皮島腹直筋皮弁

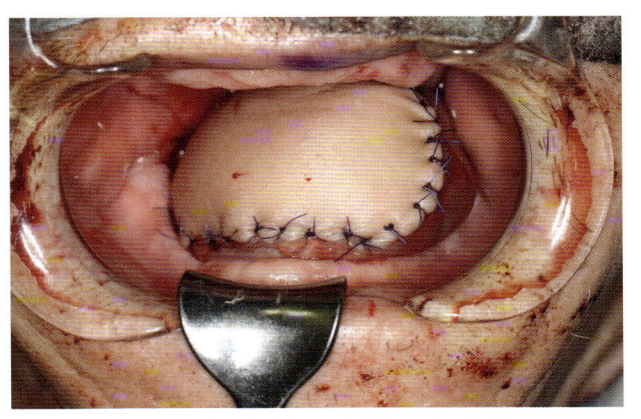

図 2. 舌亜全摘後の再建終了時の状態

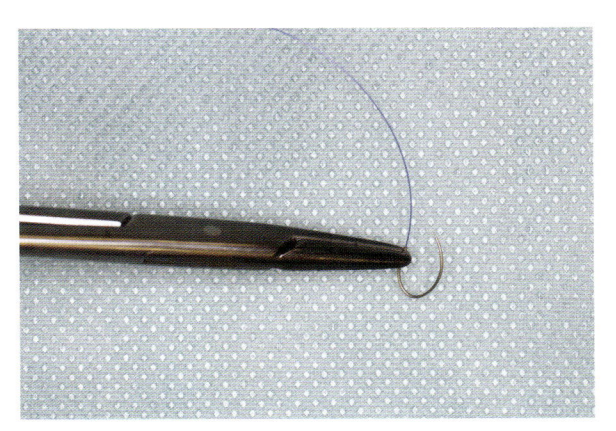

図 3. 針を180°屈曲させた状態

る. 具体的な手順・注意点は欠損範囲により異なるので, 舌亜全摘, 可動部舌全摘, 舌・舌根全摘の3つに分けて述べる.

1. 舌亜全摘

舌根がどれくらい温存されているかにもよるが, 無理なく縫合できる範囲で舌根と咽頭後壁を縫い上げる. その頭側から頸部アプローチで皮島をあてがっていく. 皮島と舌根との縫合線は陥凹しやすいため, 皮下・粘膜下で埋没縫合を行い術後の陥凹を予防する. また同部の外縫いは結紮糸が咽頭後壁や口蓋を刺激し, 術後の違和感の原因となるため, 中縫いしか行わない.

頸部からの縫い付け後, 皮弁を口腔内へ移動させ, 口腔内から縫い付けを行う. 残存舌と皮弁とで隆起した形態の舌を再建していく(図2). 歯牙

が残っている症例では, 臼後部から歯肉内側の縫い付けが困難になりやすい. 歯肉粘膜は脆く, 針の刺入や結紮の際も不用意に牽引すると容易に裂けるため注意が必要である. 同部の縫い付けでは, 針を回転させるスペースもないため, 針を用手的に180°屈曲させ, 歯肉粘膜に引っ掛けるようにてに刺入する必要がある(図3). また結紮の際は, 糸を送る人差し指で皮弁も同時に押さえながら結紮すると, 粘膜が裂けにくく断端も合いやすい.

2. 可動部舌全摘

可動部舌が全摘され, 舌根はほぼ温存されている場合である. この場合は, 皮弁の皮島長軸が口内の横方向に向くように配置する. 舌根断端の正中から縫い付けを開始し, 皮島の両端はトリミングもしくは脱上皮を行い舌の形態を整える. 皮島

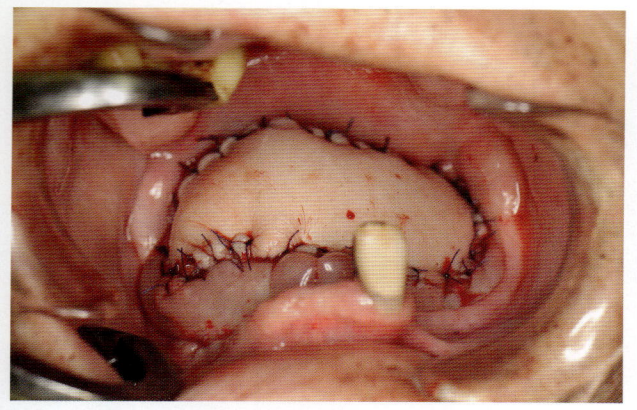
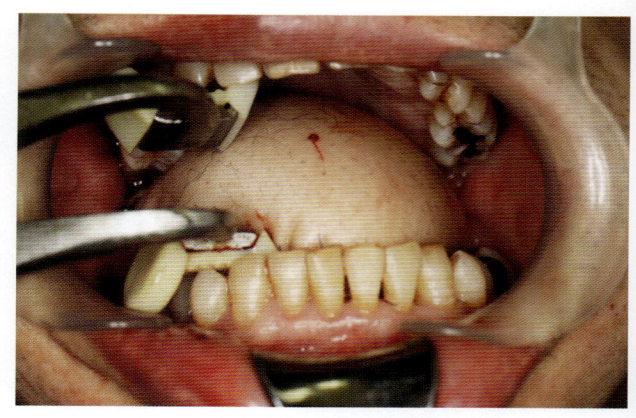

図 4. 可動部舌全摘後の再建終了時の状態

図 5. 舌全摘後の再建終了時の状態

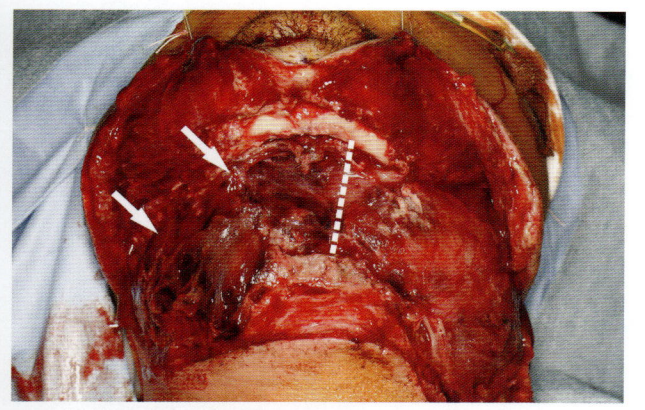

図 6. 下顎骨舌骨接近術の挙上糸の圧迫（点線）により壊死に陥った腹直筋皮弁. 矢印：壊死した筋体

の短軸を前後に使って舌の隆起を再現する形になるが，あまり幅を広く入れすぎると，舌根・喉頭が後退するため，広くなりすぎないように注意する．舌根が温存されているため，皮島の容量自体は他の欠損型に比べて少なくても隆起型の舌が再建できる（図4）．

3．舌・舌根全摘

皮弁の長軸方向を縦に配置する形で再建を行う．幅の広い皮島（9〜10 cm 程度は必要）を移植することにより舌根部の隆起を再現することが重要で，皮島の最大幅の部分が口峡部に来るよう縫い付けを行う．この際，再建舌が咽頭後壁に接触しやすい形状をイメージして縫い付けしていく（図5）．一方，皮弁の長軸が長く入りすぎると喉頭が下垂する原因となるので，喉頭を前上方に引

き上げるように皮弁の長さを調節しながら縫い付けをする[3]．

嚥下改善手術の適応について

舌全摘・亜全摘後の再建手術時に，喉頭挙上や輪状咽頭筋切断などの嚥下改善手術を併施するかどうかについては議論が多い．現状では適応や有効性に関するエビデンスは存在しないが，当科では，舌骨上筋群が両側で切断された症例では，原則として下顎骨舌骨接近術による喉頭挙上を行っている．具体的には，下顎骨の頤部に骨孔を穿ち，7 号ナイロン糸を 2 本用いて，下顎骨下縁と舌骨の距離が 3 cm 程度になるように舌骨を引き上げ固定する．皮弁の血管柄や筋体が舌骨後方を通過する場合には，挙上に伴う圧迫により皮弁の血流障害をきたすことがある（図6）．このような場合には無理せず，やや挙上の程度を弱める．他に術後嚥下障害の高リスク症例では輪状咽頭筋切断も併用することがある．

術後管理

皮弁血流のモニタリングや創部の管理については，他の頭頸部再建症例と同様に行う．気管切開は大半の症例で必要となるが，気管カニューレの長期留置は嚥下機能低下の原因となるので，気道や喀痰に問題ないようであれば，早期に抜去する．口腔内は知覚低下により汚染されやすくなるため，肺炎や瘻孔形成予防のためにも，専門的な口

腔ケアが必須である.

　術後，放射線照射が行われる症例では，粘膜炎に伴う嚥下障害から一時的な経管栄養依存となるリスクが非常に高い[4]．この時期に適切な管理が行われないと体重減少から皮弁の容量低下をきたし，更なる嚥下機能の低下から永続的な経管栄養依存へとつながる[5]．この間の適切な栄養管理と継続的な嚥下リハビリが重要である.

まとめ

　当科で行っている舌全摘・亜全摘後の機能的再建について述べた.

参考文献

1) Sakuraba, M., et al.：A new flap design for tongue reconstruction after total or subtotal glossectomy in thin patients. J Plast Reconstr Aesthet Surg. **62**：795-799, 2009.
2) Kimata, Y., et al.：Analysis of the relations between the shape of the reconstructed tongue and postoperative functions after subtotal or total glossectomy. Laryngoscope. **113**：905-909, 2003.
3) Kimata, Y., et al.：Postoperative complications and functional results after total glossectomy with microvascular reconstruction. Plast Reconstr Surg. **106**：1028-1035, 2000.
4) Miyamoto, S., et al.：Risk factors for gastric-tube dependence following tongue reconstruction. Ann Surg Oncol. **19**：2320-2326, 2012.
5) Fujiki, M., et al.：Longitudinal and long-term effects of radiotherapy on swallowing function after tongue reconstruction. J Laryngol Otol. **130**：865-872, 2016.

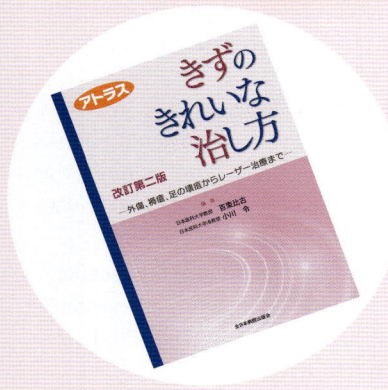

アトラス

きずのきれいな治し方

改訂第二版

—外傷、褥瘡、足の壊疽からレーザー治療まで—

編集／日本医科大学教授　百束比古　　日本医科大学准教授　小川　令

2012 年 6 月発行　オールカラー　B5 判　192 頁　定価（本体価格 5,000 円＋税）

「きず」をいかに少なく目立たなくするかをコンセプトとして、
オールカラーアトラス形式はそのままに、**詳細な縫合法、褥瘡、瘢痕拘縮**など、内容を**大幅ボリュームアップ**して**大改訂！**
「きず」を診る全ての医師、看護師の方々、是非手にお取り下さい！

（株）全日本病院出版会

〒 113-0033　東京都文京区本郷 3-16-4
TEL：03-5689-5989　FAX：03-5689-8030
http://www.zenniti.com

PEPARS　No.136：57-65，2018

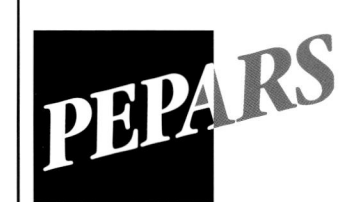

◆特集／機能に配慮した頭頸部再建

下顎区域切除後即時再建における機能的配慮

去川俊二[*1]　杉浦康史[*2]

Key Words：下顎(mandible)，再建(reconstruction)，口唇閉鎖(oral competence)，開口障害(trismus)，咬合再建(dental rehabilitation)，可撤式義歯(removable denture)

Abstract　　下顎の機能的再建における principle は以下の4つである.
1）閉唇：十分な面積の上皮で oral lining を再建し，歯槽の舌側と頬側を分離する. オトガイ神経と口輪筋麻痺がある場合は，下口唇の萎縮をきたすので，何らかの支えをした方がよい. 口唇閉鎖はすべての口腔再建の基本的な機能である.
2）開口：1)同様の oral lining と舌頬側の分離に加え，顎関節運動障害を予想した上で，必要であれば，関節突起の切除や，連続性を再建せずに偽関節化なども考慮する.
3）咀嚼筋欠損部の充填：内翼筋欠損は口峡部の開大による嚥下障害をきたすので，軟部組織か硬組織で組織充填を行う. 咬筋欠損は頬部陥凹による整容的問題をきたす.
4）補綴(咬合再建)：最低限の目標は咬合接触である. 基本的には二次修正なしでの義歯装着を目標とする. 部分床と全床義歯では方法も異なるので意識して顎堤形成を行う.

下顎の機能的再建

　下顎再建のゴールは，嚥下，咀嚼，構音，流涎，整容性など多岐にわたるが，現時点の医療水準でやるべきこと(principle)[1]は限られており，① 閉唇，③ 開口，④ 咬合，② 咀嚼筋群が切除された場合に十分な組織の補充が挙げられる(○数字は優先順位)[2].

　下顎欠損には骨のみの欠損から，舌や上顎，頬粘膜，皮膚など他臓器の合併欠損まである. 小さい骨のみの欠損であれば，上記の ①〜③ は飛ばし，④ の咬合のみを考えればよい. 合併欠損がある場合はその欠損に対してやるべきことが追加されるが，口唇閉鎖，軟組織欠損の充填，開口はほぼすべての口腔欠損にあてはまるものであり，咬合との兼ね合いが問題となる. 多臓器合併欠損の

多くの場合は咬合の優先順位は落ちると思われる.

口唇閉鎖

　嚥下摂食障害，流涎，構音障害，口腔乾燥，汚染などが問題となり，原因は oral lining の不足，口輪筋麻痺，補綴が挙げられる.

　前方欠損で頬粘膜や wet lip が切除され，1枚の皮弁で顎堤〜頬粘膜が被覆された場合に，皮弁が口腔底側に引き込まれて短縮していることが多い. 口腔前庭に準じた部分を再建し，本来ならば別個の運動をする舌口腔底部と頬粘膜部を分離することが望ましい. 具体的には，顎堤・口腔底部分を植皮にする，皮弁を2皮島にする，細長い皮弁を臼後部で入り返して顎堤部分に縫縮線を固定する(図1)，などが挙げられる.

　口輪筋麻痺は頬粘膜側の拡大切除に伴う神経切断などによる. 特に臼後部の腫瘍に対して lip split approach を行ったものは，ほぼ全例下口唇の菲薄化と下垂を起こす. 現時点では二次的に筋

*1 Shunji SARUKAWA，〒329-0498　下野市薬師寺3311-1　自治医科大学形成外科，講師
*2 Yasushi SUGIURA，同大学歯科口腔外科，シニアレジデント

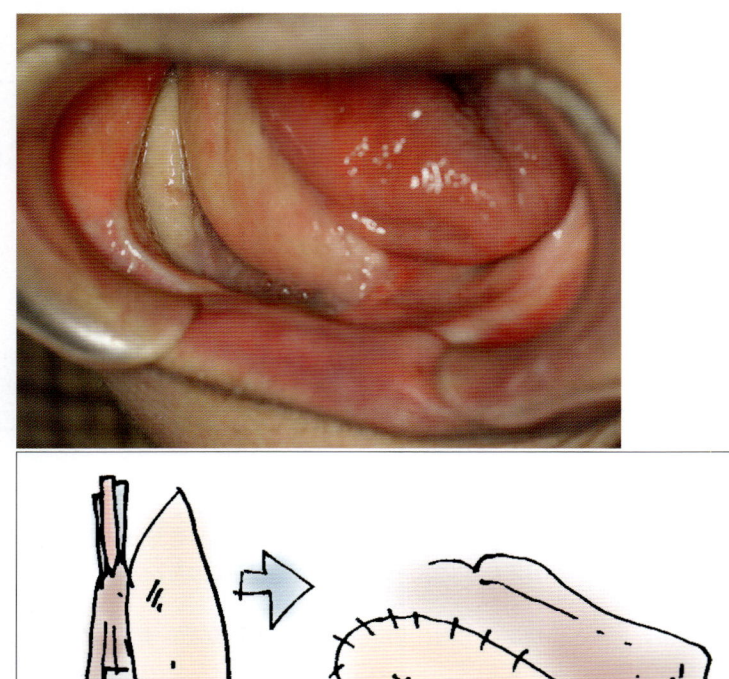

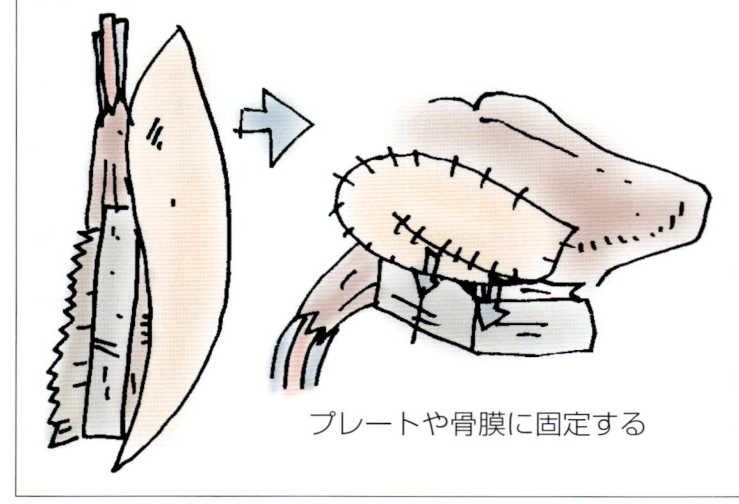

プレートや骨膜に固定する

図 1. 細長い皮弁を臼後部で折り返し，正中の縫合線を顎堤に固定する方法
a：臨床写真，術後 6 か月
b：シェーマ

膜やゴアテックスによる牽引などを行っているが，完全閉鎖を得るのは難しい（図2）．即時再建時に工夫するのがよいかと考えている．

補綴が原因となる口唇閉鎖には，補綴されたことによるものと，されていないことによるものがある．補綴なしの期間が長く，口輪筋の筋力が低下した患者に義歯を入れると咬合高径が高くなって口唇閉鎖が難しくなることがある．リハビリ，義歯の再調整，咬合再建を諦めるなどで対応する．このような患者に不適切な位置でインプラントを挿入してしまうと，粘膜がロックされてしまうので注意する（図3）．閉唇は口腔再建において最も優先すべきことである．

上顎前方に歯が残り，下顎の前方を高径のない硬組織で再建すると lip support がなくなるので，上下口唇が合わなくなって口唇閉鎖不全となる．これは義歯を入れることで改善するが，舌前方合併切除などの義歯装着困難が予想される患者には，腸骨など高径のある硬組織で lip support を作っておくのもよい（図4）．

開　口

清拭・観察困難による不衛生，診察困難，固形物の摂取障害，補綴困難などが問題となり，原因は顎関節運動障害，咀嚼筋群の拘縮，oral lining の不足が挙げられる．また，長期の開口障害によって健側の顎関節障害をきたすと，外科治療でも改善が困難となる．

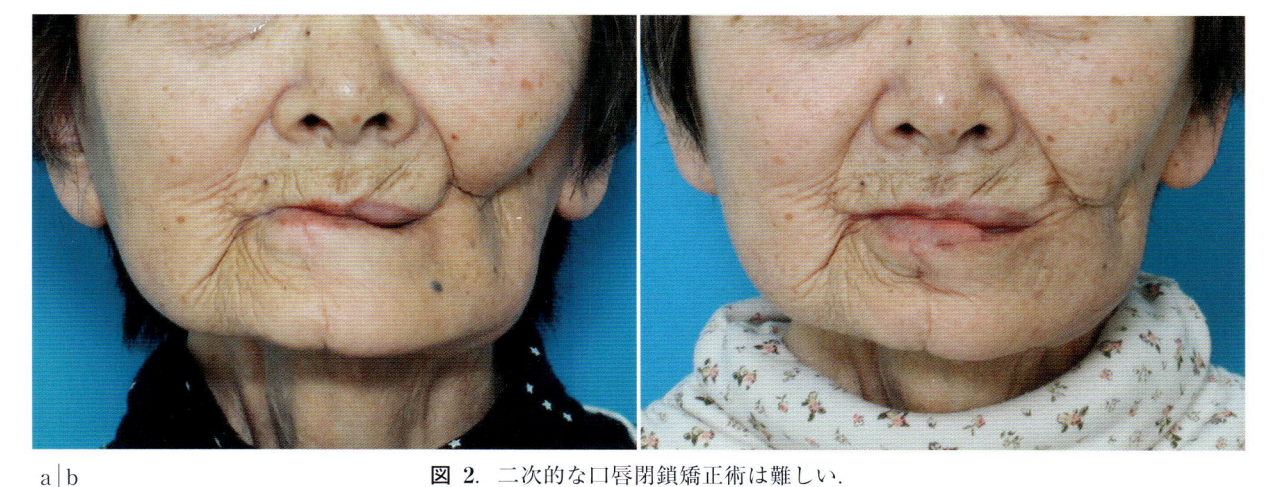

a | b 　　図 2. 二次的な口唇閉鎖矯正術は難しい.
　　　a：術後 2 年で口唇閉鎖不全が残存した.
　　　b：二次的に頬粘膜に皮弁を追加し，下口唇を大腿筋膜で吊り上げたが，若干の口唇閉鎖
　　　　不全が残存した．同症例はのちに局所麻酔下での修正術を行った.

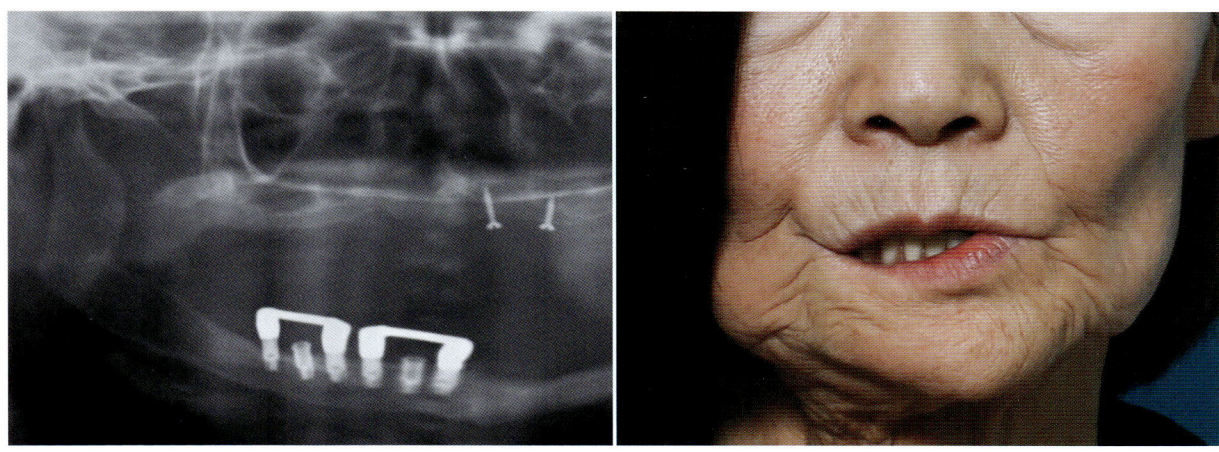

a | b 　　図 3. インプラントによる粘膜固定により，口唇閉鎖不全をきたした症例
　　　a：腸骨移植後 5 年，全床義歯を使用していたが，インプラントを行った.
　　　b：口輪筋に力を入れても口唇閉鎖が不可能になり，外食ができなくなった.

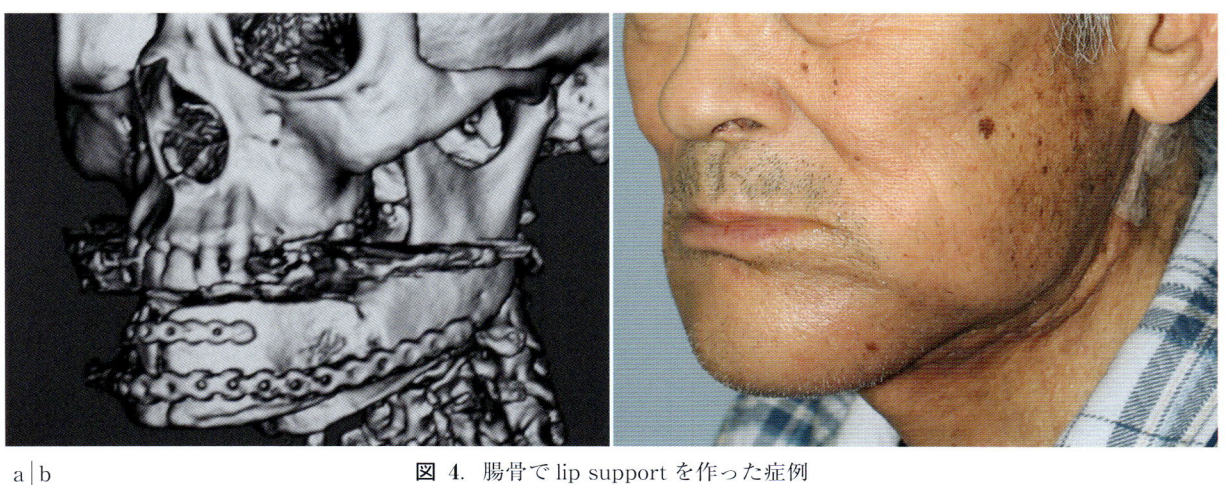

a | b 　　図 4. 腸骨で lip support を作った症例
　　　a：可動部舌全摘＋下顎体部切除に対し，腸骨移植を行った．前方の高径は約 30 mm である.
　　　b：上下口唇は合わさり，口唇閉鎖は得られている.

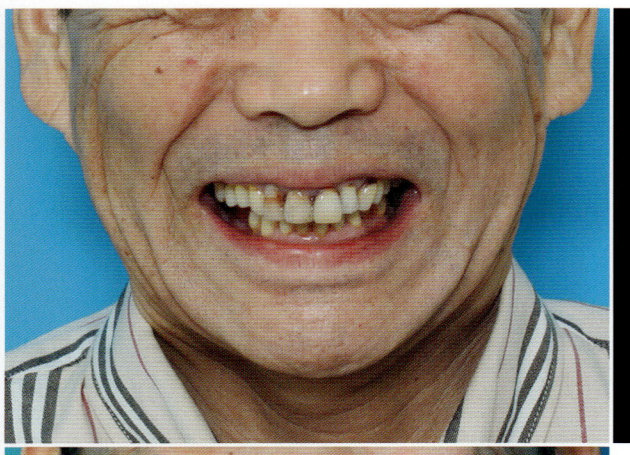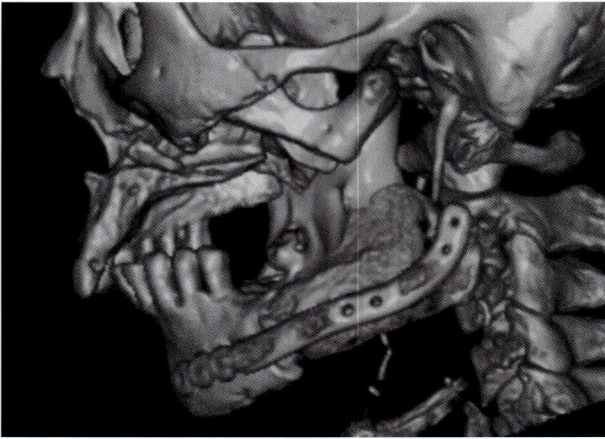

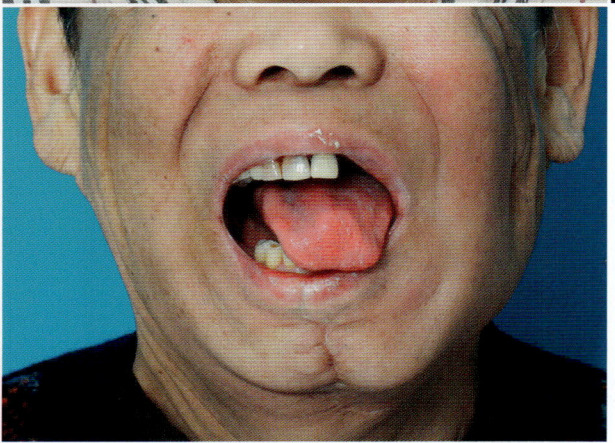

a | b
c |

図 5.
下顎の連続性は再建せずに，偽関節化した症例
   a：術前は全く開口できなかった．
   b：肩甲骨角部で下顎体部を再建したが，残
     存下顎枝とは連続させずに，ここを偽関節
     とした．
   c：術後 1 か月では開口量 30 mm となり，
     のちに部分床義歯の挿入も可能となった．

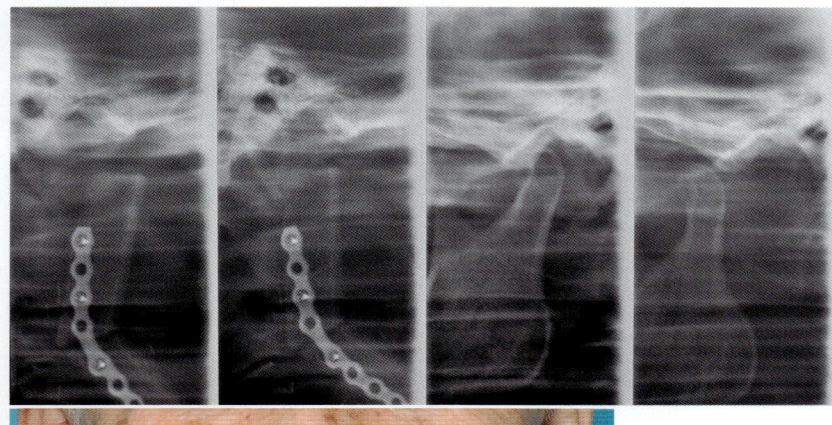

a
b

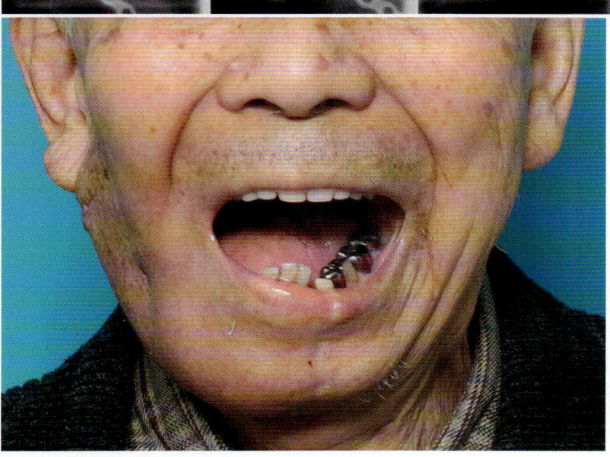

図 6.
関節突起まで切除して，腓骨で再建した症例
   a：再建下顎頭も若干前方滑走運動している．
   b：同症例の臨床写真では，開口時の若干の
     下顎のシフトと，約 40 mm の開口が確認で
     きる．

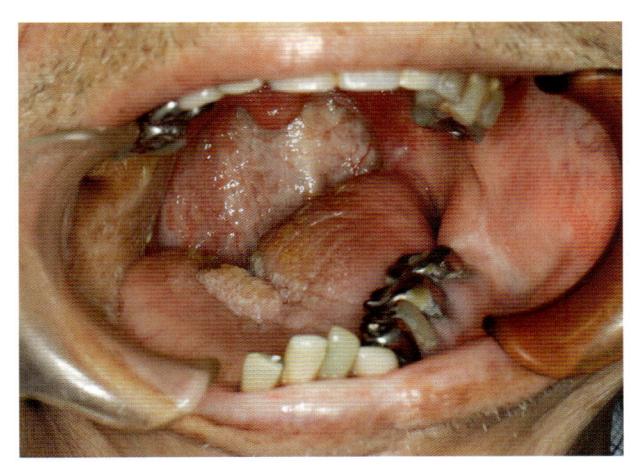

図 7. 内側翼突筋欠損がある場合，腓骨皮弁のみでは組織が足りないので，口峡部の再建ができない.

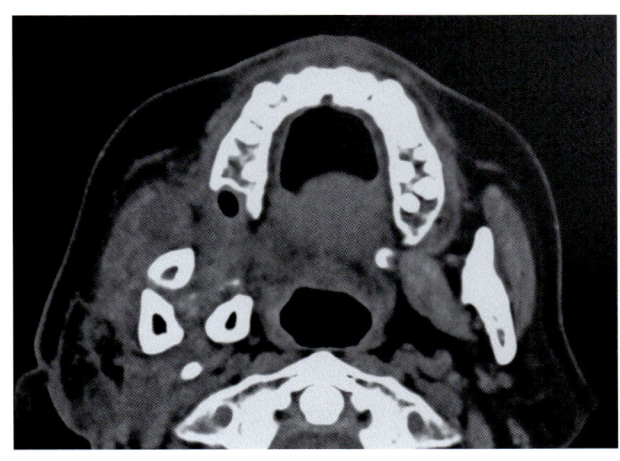

図 8. 内側翼突筋欠損部を，骨弁で充填した症例の CT 画像

ここでは口囲不足もしくは伸展障害による開唇障害ではなく，顎関節可動範囲不足による開口障害のみを扱う．開唇障害も当然問題となるが，治療目標の優先順位は閉唇が最優先なので，ある程度の開唇障害は許容することにしている.

顎関節運動障害の原因は多くの場合，前方滑走運動障害であり[3]，咀嚼筋群と前方舌骨筋群のバランスが重要と考えている．最も温存率の高い外側翼突筋があれば前方運動は維持されるが，後方運動に寄与する側頭筋やオトガイ舌骨筋は切除されることが多い．この場合は滑車運動のみとなり，切歯間距離はよくても 30 mm 前後となる．また，術前補助療法や二次再建による術前からの咀嚼筋群拘縮を伴い，関節突起が温存された症例でも術後に開口障害が残存することが多い．これらの症例に前方滑走運動を再現するのはほぼ不可能である．現時点の解決方法としては，関節突起側骨片との連続性は再建せずに偽関節化する（図5），関節突起も切除して筋群の影響を完全になくす，ことが挙げられる．関節突起の切除は顎位の不安定化をもたらすが，開口には有利に働くことが多い（図6）．また，術前の下顎のアーチを再現すると，envelope の腫脹や拘縮により下顎全体を後方に押し付けてしまう印象があり，少し小さめに作るのがよいのではないか考えているが，今後のシミュレーション学に期待している.

Oral lining の不足は，特に腓骨による臼後部再建で多い．皮弁が中咽頭側，口腔底側に引き込まれて面積不足をもたらす．具体的な大きさを提示できないが，同部再建では皮島の面積を大きくとるよう留意するか，ダブルフラップにするのがよいと考えている.

咀嚼筋欠損部の充填

臼後部欠損で，筋突起，内側翼突筋，咬筋欠損が対象となり，問題は口峡部開大による嚥下障害，頬部陥凹による整容性障害である．特に腓骨のみで再建した場合に問題となりやすい.

内側翼突筋と中咽頭の欠損がある場合は，口峡部を狭くするために十分な組織量が必要である．腓骨皮弁のみでは組織量が不足する（図7）ことが多いので，骨を充填する（図8）か，肩甲骨皮弁にするか，ダブルフラップにするなどの工夫をした方がよい.

頬部陥凹は咬筋と下顎枝前縁の欠損による．この変形は頬粘膜下顎辺縁切除でも起こり得る．口腔内皮弁と頬部皮膚がお互いに引っ張り合って変形をもたらしているため，二次修正の際も本当に必要な組織量を移植するのが困難である．即時再建で皮島を大きくして頬部皮下までの広い口腔を作るか，下顎枝前縁まで硬性再建するなどの工夫が必要だが，あくまで整容性の問題なので，これまでに述べた他の治療目標に比べると努力水準を低くしてよい.

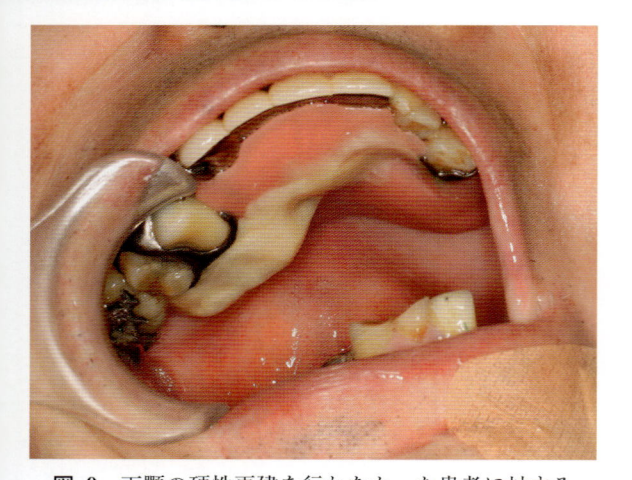

図 9. 下顎の硬性再建を行わなかった患者に対する
　　 咬合板
上顎義歯の硬口蓋部に，下顎歯列に合わせて咬合面
を作製した．

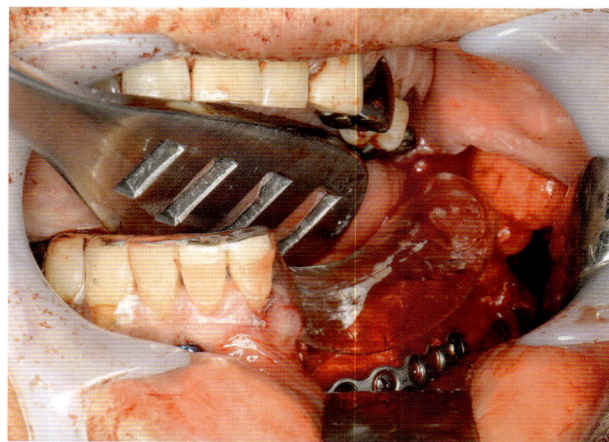

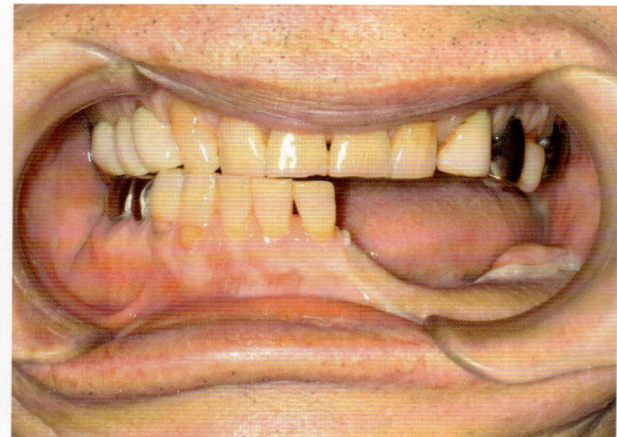

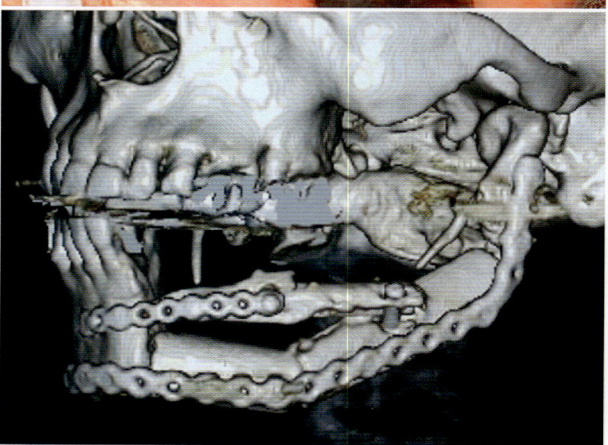

図 10. Up-to-down の顎堤形成
a：あらかじめ作っておいた義歯床のテンプレートに合わせて骨の位置を決めた．
b：術後 6 か月の顎堤．スムーズに部分床義歯が入った．
c：同症例の三次元構築 CT 画像

	a
b	c

補綴（咬合再建）

　顎再建後の補綴には正常咬合再現のための補綴
と，顎位異常患者に対する咬合板（図 9）などの救
済的な補綴があるが，ここでは前者を扱う．

　咀嚼に関しては，天然歯による咬合接触があれ
ば，全床義歯よりもはるかによい．しかし，整容
性，構音，よりよい咀嚼，残存歯の維持，将来的
な天然歯の脱落などを考えると，部分的であって
も可能な限り補綴をしておいた方がよい．つまり，

標準的な治療目標というレベルでは「咬合接触」で
よいが，ここではより高い目標として再建部の補
綴について述べる．

　義歯（インプラント支持義歯は含まず，可撤式
義歯のみを指す）か，インプラントか，については，
最初の目標は義歯とすべきである．下顎再建対象
の大部分を占める悪性腫瘍では，再建骨に放射線
があたることもある．理想的には，義歯では不満
な患者に対する救済として，可能な患者に限りイ
ンプラントであり，はじめからインプラントを考

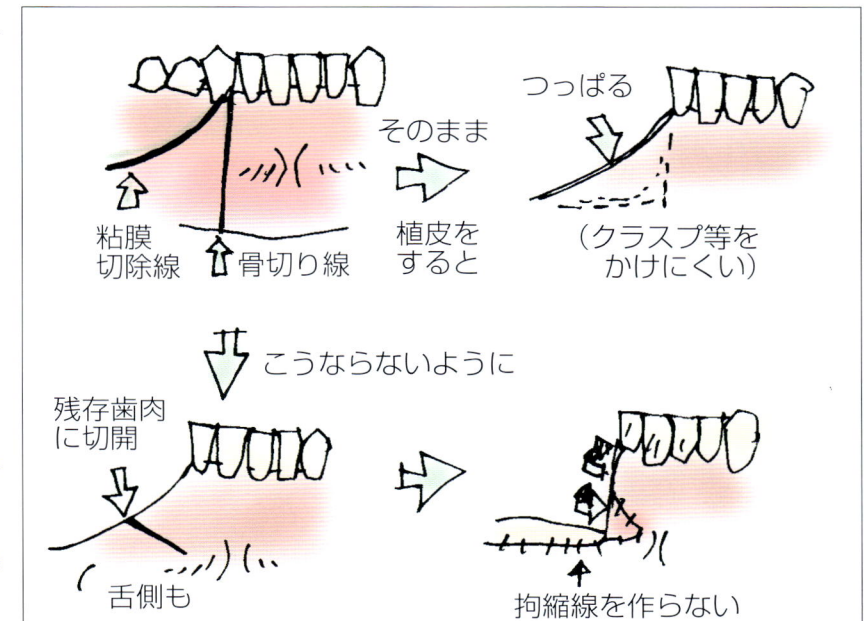

図 11.
残存・再建顎堤に高径差がある場合の残存歯肉形成の方法
　a：シェーマ
　b：（本法を行わずに）再建顎堤に拘縮線が残った症例
　c：本法を行った症例

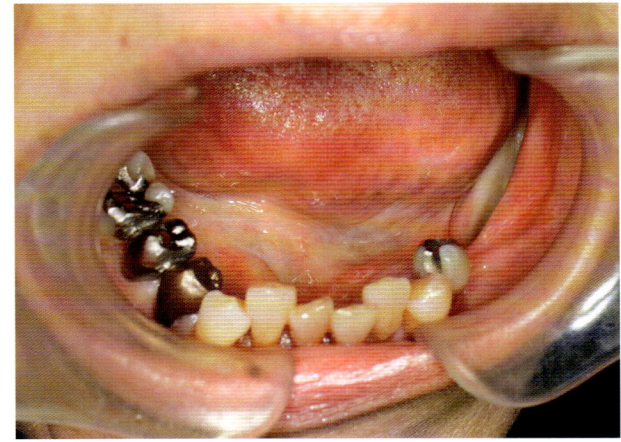
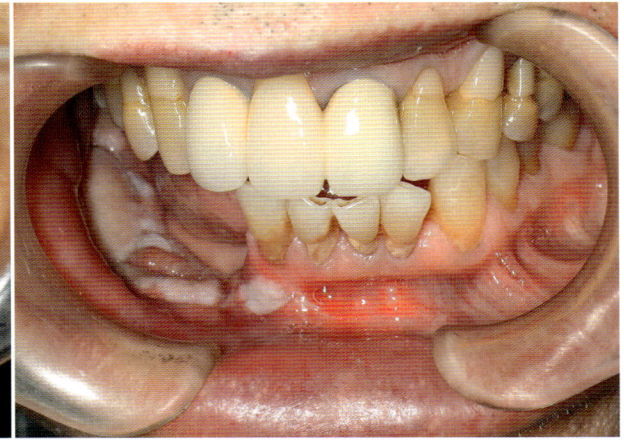

えるべきではない．結果としてインプラントを埋入する患者は限られている[4]．

　義歯を入れることを前提とする再建は，古典的に行われてきた down-to-up の考え方ではなく up-to-down で考える．つまり，骨と顎堤を作ってから後で義歯を作ってもらうのではなく，術中にあらかじめ作っておいた仮義歯や義歯床のテンプレートに合わせて骨や顎堤を作った方（図 10）が，義歯の完遂率が高い[5]．

　義歯には残存歯で支持する部分床義歯と，残存歯が全くないので顎堤のみで支持する全床義歯がある．部分床義歯の場合，denture space，つまり義歯が入る空間を作っておけばたいてい装着可能となる．厚い皮島ではこの space がなくなる可能性がある．歯肉が少しでも残っていれば，bare bone graft[6] や direct closure がよい．悪性の場合はそれより大きいので，腓骨弁など筋体で骨体部とプレートが被覆できる場合は植皮で顎堤を作り，可動部である舌や頬粘膜を皮弁で覆う方法がよい．腓骨の場合は残存顎堤との高径差が大きくなり，移行部で粘膜断端が線状瘢痕を残して支持歯への固定装置の邪魔になることがある．残存歯肉に切開を加えてこれを予防しておく必要がある（図 11）．

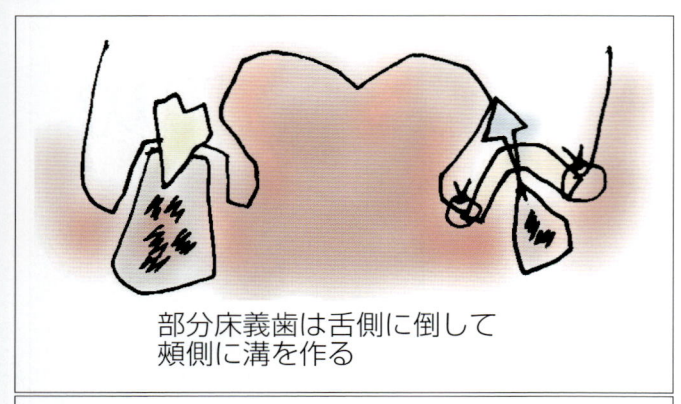

部分床義歯は舌側に倒して
頬側に溝を作る

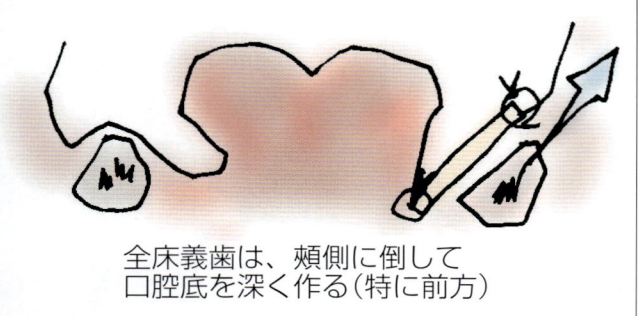

全床義歯は、頬側に倒して
口腔底を深く作る（特に前方）

図 12. 部分床義歯と，全床義歯の場合の再建顎の
作り方の違い

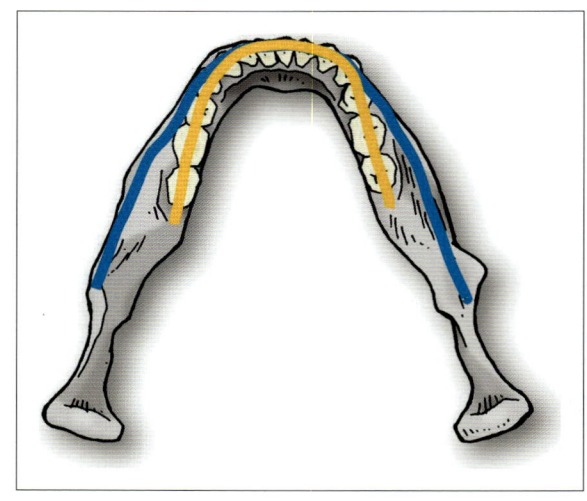

図 13. 下顎の2つのアーチ
青が下顎下縁の marginal（aesthetic）arc，黄色が歯
列の occlusal（functional）arc

全床義歯は舌と全顎堤で馬蹄形に挟み込むように義歯を固定する．よって，再建顎は漏斗状になるように若干長軸を外側に向けた方がよい．正常下顎の歯槽頂間軸は内側を向いているので，それとは逆向きに配置することになる（図12）．また，口腔前庭は作る必要はなく，深い口腔底を作るようにする．ただし，このような顎堤を作って全床義歯を装着していた患者にインプラントを入れる場合は，埋入したインプラントの清拭のためのブラッシングスペースがあった方がよいので，植皮などで口腔前庭形成術を行う．

下顎には下顎下縁の整容的なアーチ（marginal arc）と歯列弓の機能的なアーチ（occlusal arc）があり[7]，遠位側（臼歯側）にいくほどそのギャップが大きくなる（図13）．例えば第2大臼歯まで補綴しようとすると，下顎下縁のアーチだけでは骨の支えがなくなるので歯列弓のアーチも作る必要がある．つまり，どこまで咬合再建するかで骨の配置も変わってくる．一般には第1大臼歯まで咬合再建できれば十分で，再建患者であれば第2小臼

歯，難しければ第1小臼歯でもよい．つまり，このレベルまで硬組織が入っていればよく，必ずしも両方のアーチを作る必要はない．第1小臼歯レベルまでは下顎下縁のアーチのみで上顎の歯列弓に対応するように骨配置に留意する．

全床義歯の場合は，左右で長さが異なると咀嚼中に義歯が転覆してしまうことがあるので，入れるのが難しい全床義歯こそ，より奥まで義歯が入るように配慮する．先に述べたように全床義歯の場合は骨の長軸を外側に倒すため，長軸を歯槽頂間軸に一致させる部分床義歯の場合より，骨配置の幅は若干広くできるが，若干小さめにシミュレーションして骨を配置した方がよい．最近で2つのアーチを再建している症例は，骨形態だけの再建であることが多い良性疾患の患者に対してのみである．

ここまで述べてきたように，全床義歯を要する下顎再建は部分床義歯よりも難しい．加えて，広範囲切除で補助療法を行う患者や高齢者の割合も多く，口腔機能は低下しており，結果として全床

義歯を装着しても咀嚼機能が改善しないことがある．嚥下機能の点でも咬合高径を低くして舌と口蓋を接しやすくした方がよい．つまり，全床義歯の患者は，義歯を外すか，つけても理想の位置よりは低い咬合高径の義歯がよく，結果として顎位は overbite 気味になり，整容的には下顎前突になっていることがある．よって，整容的には大臼歯部だけでなく，オトガイ部も下顎下縁のアーチを小さくした方がよい．術前の形態を再現するのではなく，患者の術後状態に適した咬合と，その義歯に適した骨配置をシミュレーションすることが今後の発展に必要であろう．

再建部の補綴をするためには骨再建が最も適している．骨再建の中では，血管茎長や骨形態，侵襲などを考えると，腓骨再建が最も多いと思われる．腓骨の配置は single と double-barrel とがある．再建顎を残存顎堤より高く作る利点は少ないので，吸収顎の多くは single となる．Double の利点は，下顎下縁と歯列弓の 2 つのアーチを作れること，顎堤の舌頬側とも深く作れること，高い顎堤が作れるので義歯床を小さく出来ることで，結果として義歯の成功率が高い．しかし，臼歯部補綴よりも優先してよいと考えている整容性，嚥下機能(具体的には咀嚼筋欠損の項に記載)のために，余剰骨片を顎堤以外に用いることが意外と多く，double-barrel の再建顎堤が限られている．

まとめ

下顎再建で優先すべき機能は，閉唇，嚥下，開口，咀嚼(と最低限の整容性)であり，咀嚼に関しては対合があればよい．審美性と部分的な補綴は，これらが達成された上で考えることである．天然対合が残存する場合は，咬合を維持し，かつ咀嚼力によるプレート破損を予防する必要があり，対合がなくなる場合は義歯が必要になるので，機能的再建のためには骨再建が必要となる．補綴については，なんとなく骨を配置して後から義歯作成

を依頼するのではなく，最終的にどのような補綴をするのかを想定した up-to-down でシミュレーションして骨を配置する．

参考文献

1) Chepeha, D., et al.：Rectangle tongue template for reconstruction of the hemiglossectomy defect. Arch Otolaryngol Head Neck Surg. **139**：993-998, 2008.
   Summary 舌再建を，Goal→Principle→Procedure の順で捉えている．
2) 去川俊二ほか：下顎区域切除における治療目標の標準化．口腔腫瘍．**27**：30-34，2015.
   Summary 下顎再建で達成すべき目標についての総説．
3) Akashi, M., et al.：Axial four-dimensional computed tomographic images to analyze crosswise differences in protrusive condylar movement in patients who underwent mandiblectomy and free flap reconstruction. J Craniomaxillofac Surg. **45**：1778-1783, 2017.
   Summary 再建後の下顎運動を 4DCT 動画で見ることができる．
4) 去川俊二ほか：広範囲顎骨支持型装置：患者ニーズから見た展望．日口腔インプラント誌．**27**：4-9，2014.
   Summary 再建顎に対するインプラントについての論文．
5) 去川俊二ほか：口腔再建における顎補綴のための手術手技．顎顔面補綴．**39**：42-48，2016.
   Summary 義歯を入れやすい顎堤形成について具体的な手技を書いた論文．
6) Sarukawa, S., et al.：Bare bone graft with vascularized iliac crest for mandibular reconstruction. J Craniomaxillofac Surg. **40**：61-66, 2012.
   Summary Bare bone graft による下顎再建の論文．
7) Sarukawa, S., et al.：Mandibular reconstruction based on the concept of double arc reconstruction. J Craniofac Surg. **26**：e539-542, 2015.
   Summary 下顎の double arc に関する論文．

Non-Surgical

美容医療 ⑳ 実践講座

編著
宮田 成章
（みやた形成外科・
皮ふクリニック 院長）

Non-Surgical 美容医療の基本の "キ" から、
美容外科・美容皮膚科の領域で第一線を走る
豪華執筆陣が行っている施術のコツまでを
図総数 281 点、総頁数 400 頁にギッシリと
つめこんだ，"超" 実践講座 !!

| 2017 年 7 月刊　B5 判　オールカラー
| 定価（本体価格 14,000 円＋税）

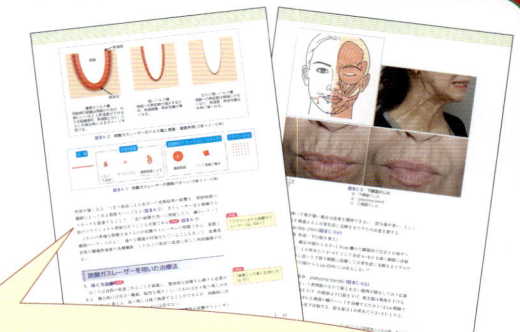

関連ページをすぐに読める「LINK」や疾患から読むべき項目が一目でわかる目次、
著者が診療で使用している機器の設定などをご紹介する「私のプロトコール」など、
明日からの美容医療診療に役立つ項目が満載！

•••contents

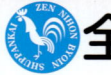
全日本病院出版会
〒113-0033　東京都文京区本郷 3-16-4　Tel：03-5689-5989
http://www.zenniti.com　　　　　　　　　　Fax：03-5689-8030

PEPARS　No.136：67-74，2018

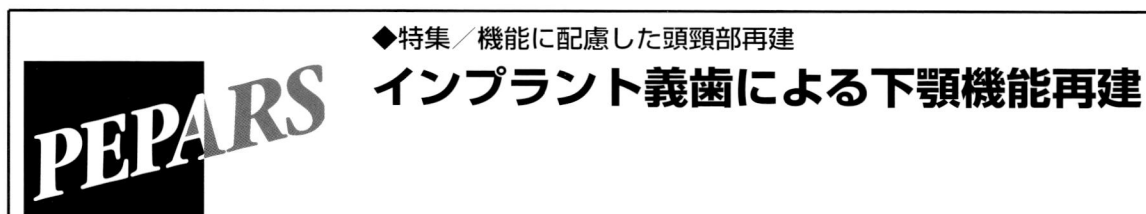

◆特集／機能に配慮した頭頸部再建

インプラント義歯による下顎機能再建

上田　倫弘*

Key Words：口腔癌(oral cancer)，下顎再建(mandibular reconstruction)，デンタルインプラント(dental implant)，補綴(dental prosthesis)，機能再建(functional restoration)

Abstract　下顎切除後に失われる機能は，下顎骨の連続性の喪失による適切な顎運動および咀嚼機能である．血管柄付き遊離骨弁による再建は，下顎の連続性を保ち，適切な顎運動を可能にし，咬合圧に耐え得る支持組織としての顎堤の再建を可能にする．咀嚼機能の回復には，歯牙欠損部に対する補綴治療が必須となるが，補綴可能な再建には，上顎歯列に適応した歯列弓に適切なアーチの形成が必要となるが，さらに軟組織による工夫が必要とされる．顎堤形成は顎堤の高径ではなく舌側の深さが重要なポイントになる．そのため，再建皮弁縫合時に舌側にアンカースーチャーを入れ義歯床舌側が深く入るよう形成することがポイントになる．しかし，口唇圧が強い場合には義歯は安定せず，デンタルインプラントによる維持が必要になる．デンタルインプラントはこのような特殊な症例を除き，必ずしも必要な技法ではなく，再建方法の工夫により総義歯であっても十分安定した維持の義歯装着は可能である．

はじめに

　化学療法，放射線療法が発展した現代においても，顎口腔領域の癌に対する標準的根治療法は外科的切除である[1]．口腔癌切除後の問題は，初期進展例では一期的縫縮が可能で，術後に形態・機能に大きく影響を与えることは少ないが，高度進行例では，切除後の欠損は広範で，形態・機能の保持のため再建手術が必要とされる．以前は，植皮や局所皮弁，有茎皮弁(PMMC 皮弁や D-P 皮弁など)が用いられていたが，皮弁のサイズや配置に制限が多く，近年では，微小血管吻合による遊離皮弁を用いた再建が行われるようになった[2]．遊離皮弁による再建は自由度が高く，欠損に適合した組織の選択が可能になった．そのため，

これまでは機能的予後が見込めなかった症例に対しても積極的に根治的切除が施行されるようになった．口腔癌切除施行症例では，顎骨の切除を伴う場合が多く，顎骨への高度進展例では，顎骨の連続性を離断するような区域切除が適応される．これまで様々な下顎骨の連続性喪失に対する再建方法が報告されてきたが，現在では血管柄付き遊離骨弁による再建が標準となってきている[3][4]．今回は，口腔癌切除後，特に下顎の切除後の顎欠損に対する再建方法および補綴方法(デンタルインプラントを含む)について述べる．

口腔の形態・機能(特に下顎骨)

　下顎骨の形態は，下顔面の裏打ちを構成し，人格をも形成する顔面形態の重要な要素である．また，下顎骨の機能は，① 下顎の連続性が保たれることによる安定した顎運動の保証，② フレームの構成で咽頭腔が保証されたことによる air way の確保，③ 咬合に対する支持，である．

* Michihiro UEDA，〒003-0804　札幌市白石区菊水4条2丁目 3-54　独立行政法人国立病院機構北海道がんセンター口腔腫瘍外科，医長

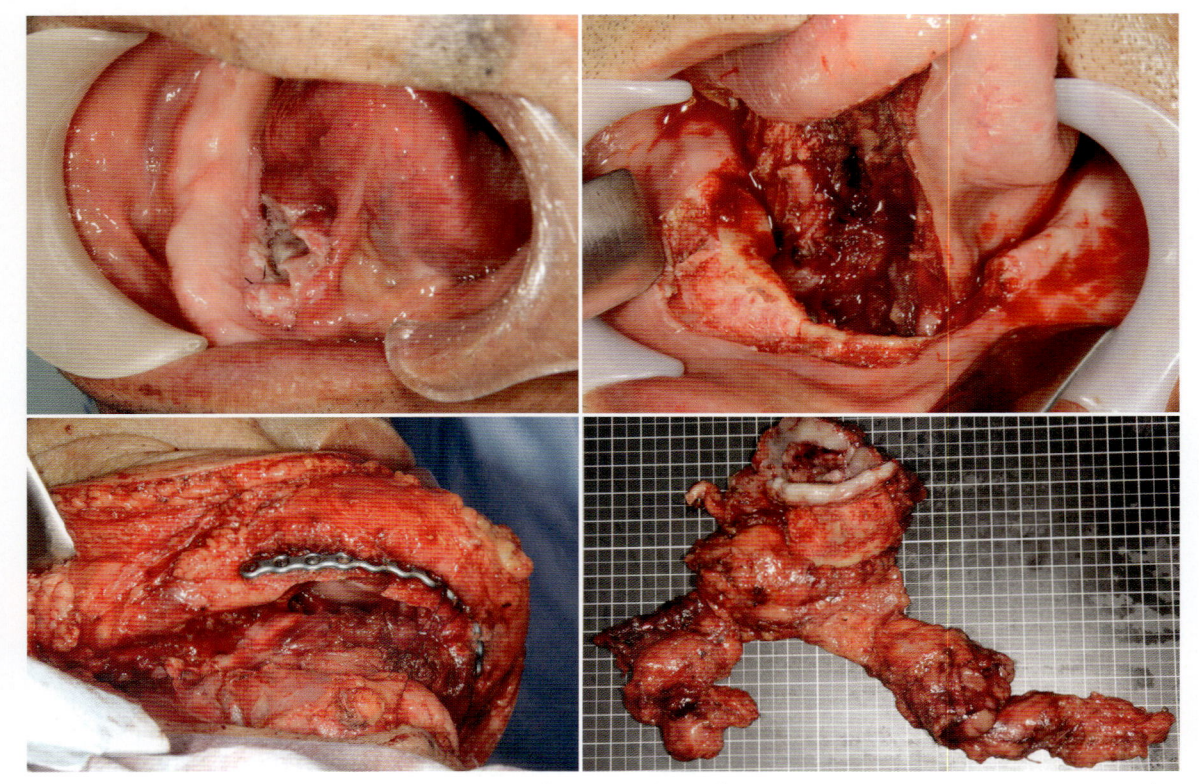

図 1. 症例 1：81 歳，男性

|a|b|
|c|d|

a：口底扁平上皮癌（T2N2cM0：stage ⅣA）

b：両側頸部郭清（level ⅠA-ⅤA），口底切除，下顎骨内側辺縁切除を施行

c：下顎骨は菲薄になるため，再建プレートによる補強を行った．

d：切除された口底，下顎骨

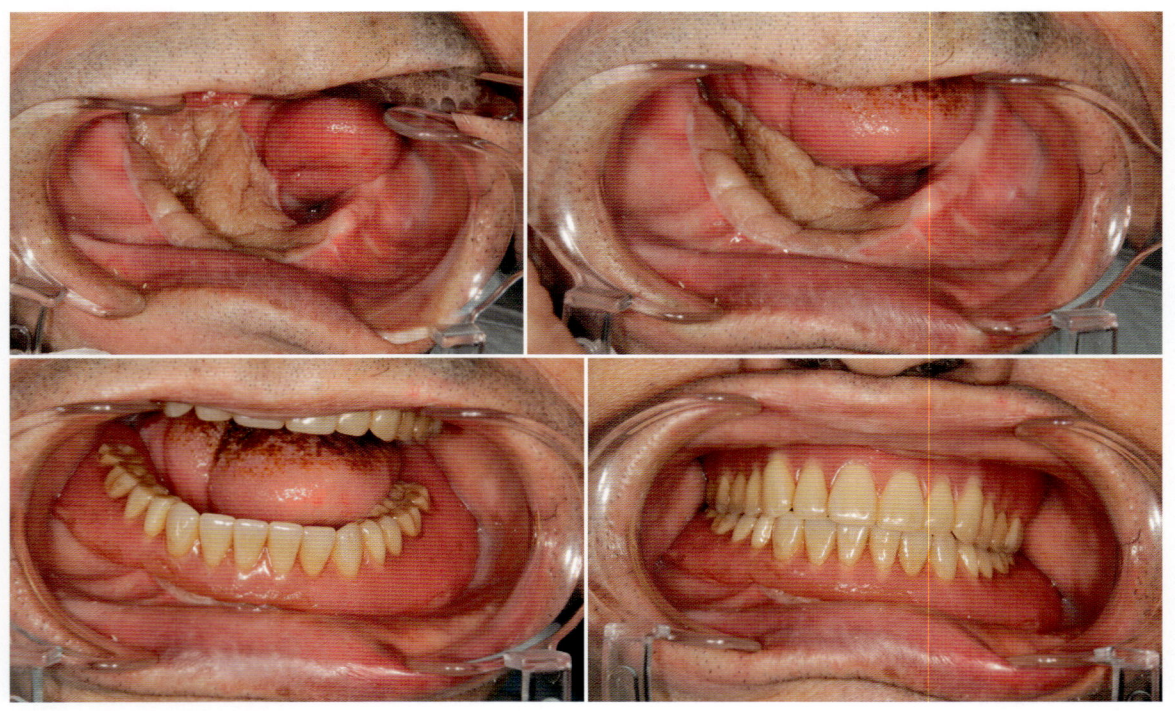

図 2. 症例 1

|a|b|
|c|d|

a：前腕皮弁を用いて口底を再建した．

b：皮弁舌側の anchor suture により口底を深く形成

c，d：術後．総義歯の維持は良好で経口摂取状態も良好である．

表 1. 下顎欠損に対する再建方法

1．一期的縫縮
2．軟組織のみの皮弁による再建
1）有茎皮弁
2）遊離皮弁
3．リコンストラクションプレート
4．遊離骨移植
5．PCBM＋チタンメッシュプレート
6．血管柄付き遊離骨弁(腓骨，腸骨，肩甲骨)

下顎歯肉癌，口底癌，頬粘膜癌で下顎切除を行うことが多く，下顎骨への早期進展例では下顎骨辺縁切除，高度進展例では下顎骨区域切除が選択される．いずれの切除も歯牙の欠損を伴うため，咀嚼を目的とする咬合再建には義歯による補綴治療が必要となることが多い．

下顎骨切除法の違いによる再建・補綴

1．下顎骨辺縁切除の場合

下顎骨辺縁切除では，下顎骨の連続性が保たれており，残存歯がある場合は，クラスプにより残存歯に維持を求め部分床義歯が装着される．欠損の両側に残存歯がある場合や義歯床下の皮弁の被圧変位性が高くなければ(bulky な皮弁では義歯装着は困難)維持は良好である．残存歯のない無歯顎となる場合は，一般的に義歯による補綴は困難であるが，歯槽部を覆う皮弁が薄いこと，舌側を深く形成することで義歯の維持は得られる．

症例 1：81 歳，男性．口底扁平上皮癌(T2N2cM0：stage ⅣA)(図 1, 2)

両側頸部郭清(level ⅠA-ⅤA)，口底切除，下顎骨内側辺縁切除を施行した．下顎骨は菲薄になるため，再建プレートによる補強を行った．前腕皮弁を用いて口底を再建した．皮弁舌側の anchor suture により口底を深く形成した．術後，総義歯の維持は良好で経口摂取状態も良好である．

2．下顎骨区域切除の場合

下顎骨区域切除では，様々な再建方法が選択される(表1)．しかし，下顎骨の連続性は断たれた状態で顔面形態を保持し，咬合機能を回復するためには，下顎硬性再建が要求される．前述の表1の如く下顎硬性再建には種々の方法があるが，血管柄付きの遊離骨弁を用いた再建が手術技術は要するものの，術後長期的なトラブルが比較的少なく，安定した結果が得られる[5]．数ある選択肢の中で，我々が最も使用するのは血管柄付き遊離肩甲骨複合皮弁[6]である．

遊離肩甲骨複合皮弁の特徴

遊離肩甲骨複合皮弁を用いた再建の利点は，骨弁に付加する軟組織の皮弁量が豊富で広背筋皮弁，肩甲皮弁の2つ皮弁の付与も可能であることである．またさらに，肩甲回旋動脈，angular branch の2 pedicles を付与することにより骨への安定した血流が確保され，複雑な骨切りが可能になる(図3)．図4は肩甲骨弁を残存骨にチタンプレートで固定したところである．欠点としては，採取にあたり，体位の変換が必要であること，骨が比較的薄いこと，挙上が技術的に多少困難であること，骨弁の長さに限界があることである．肩甲骨は一般的に菲薄と言われているが，インプラントの埋入は可能である[7]．

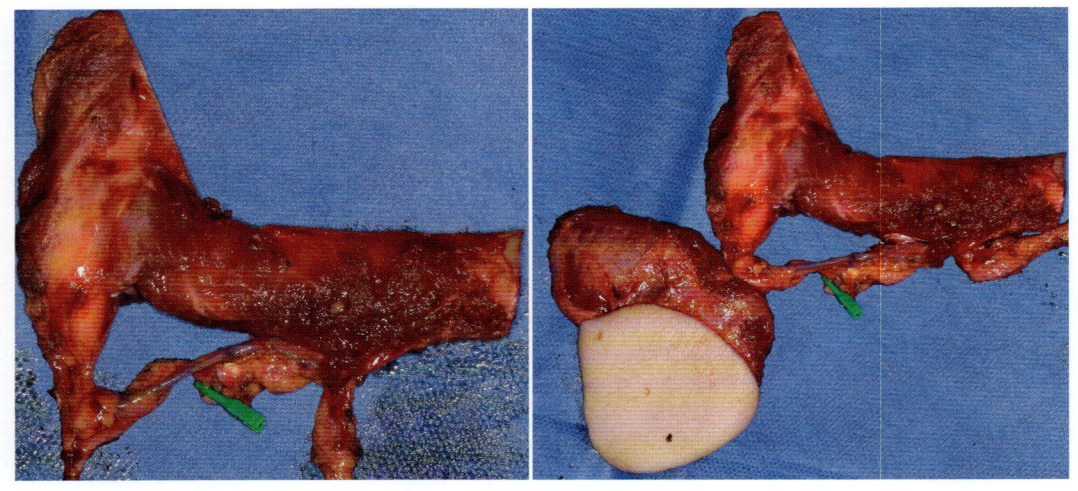

図 3. 遊離肩甲骨複合皮弁
広背筋皮弁，肩甲皮弁の 2 つ皮弁の付与し，さらに肩甲回旋動脈，angular branch の 2 pedicles を付与することによって骨への安定した血流が確保され，複雑な骨切りが可能になる．

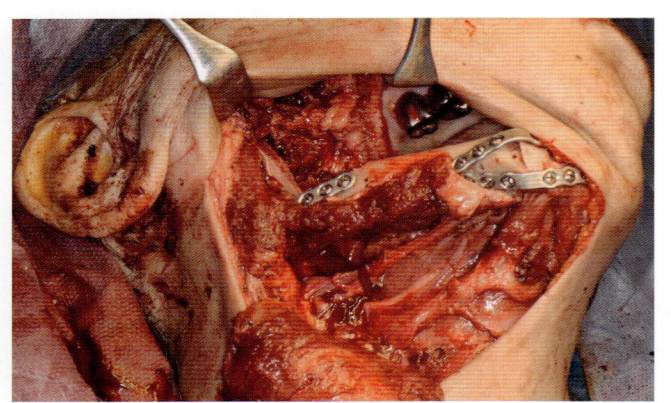

図 4.
肩甲骨弁を残存骨にチタンプレートで固定した．

補綴を考慮した再建

補綴を可能にする要素は下顎の歯列弓となるアーチを上顎歯列弓に対してやや狭小に作ることが肝要である．下顎義歯の安定には咬合圧のベクトルが義歯の舌側に向かうことが条件になる．そのため，顎堤形成においても重要となるのは，歯槽堤外側の高径ではなく，舌側の深さである．舌側を深く再建することで，総義歯であっても十分な安定が得られる．

症例 2：73 歳，男性．頬粘膜扁平上皮癌（T4bN2bM0：stage ⅣB）（図 5〜7）

図 6 の通り，左頸部郭清術（level ⅠA-ⅤB），下顎骨区域切除を施行し，遊離肩甲骨弁および広背筋による複合皮弁で再建を施行した．再建骨は 2.0 mm のリコンストラクションプレートで bridging し，肩甲骨と残存下顎骨を固定した．本症例も臼歯部舌側に anchor suture を行い，舌側を深く形成し，総義歯の安定は良好であった．

デンタルインプラントが必要とされる場合

デンタルインプラントの利点は，一般的には，義歯では得られない咬合感，可撤性補綴物の取り扱いの煩雑さがない，審美的に良好，である．また，義歯の維持が不安定な症例に対し，義歯の維持装置として用いることができることも，利点の 1 つである．欠点は，インプラントに関連した感染の可能性である[8]．そのため，感染予防のためのインプラント周囲のメンテナンスが煩雑となり，高齢者や PS 不良患者では適応とならない場合も

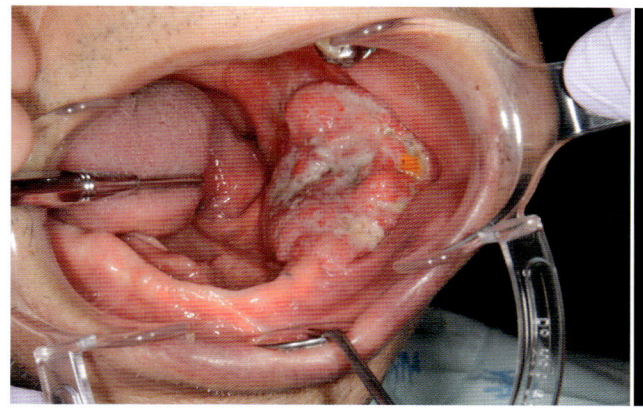
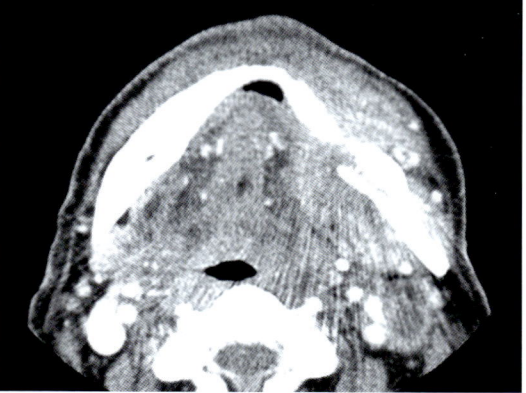

a | b

図 5. 症例 2：73 歳，男性

a：頬粘膜扁平上皮癌（T4bN2bM0：stage ⅣB）の臨床像

b：術前 CT

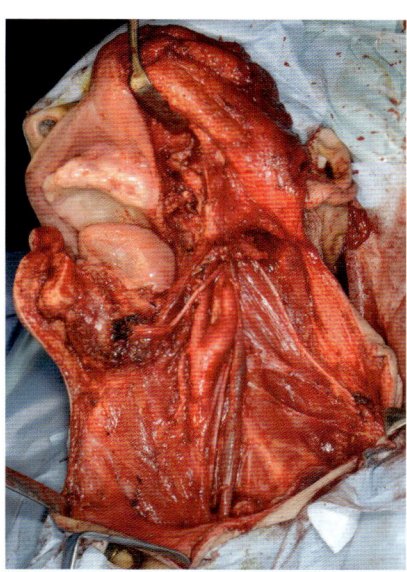

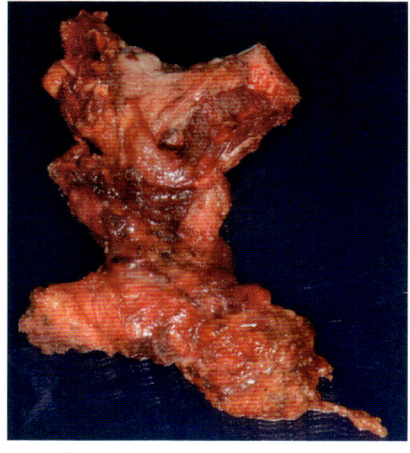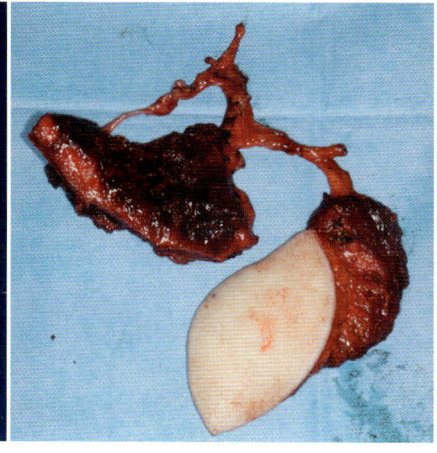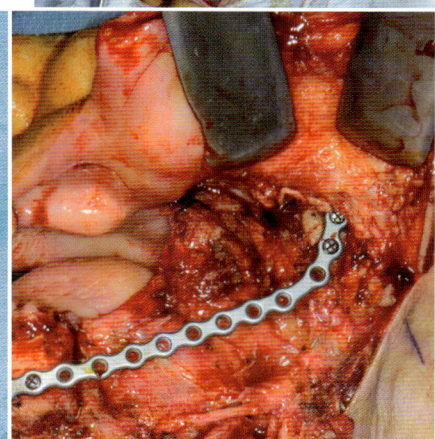

	a
b	c	d

図 6. 症例 2

a：左頸部郭清術（level ⅠA–ⅤB），下顎骨区域切除を施行

b：切除された下顎骨

c：遊離肩甲骨弁および広背筋による複合皮弁にて再建した

d：再建骨は 2.0 mm のリコンストラクションプレートで bridging し，肩甲骨と残
　存下顎骨を固定した．

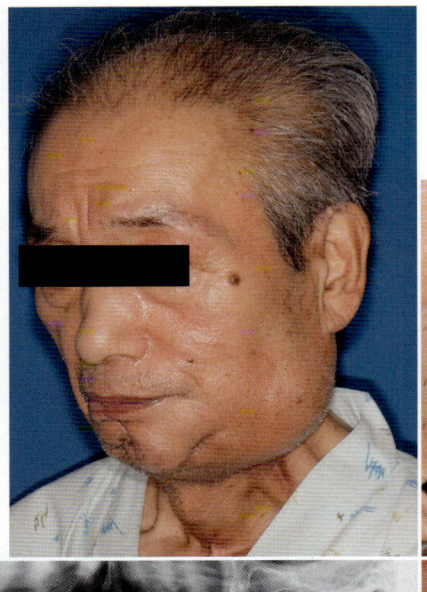
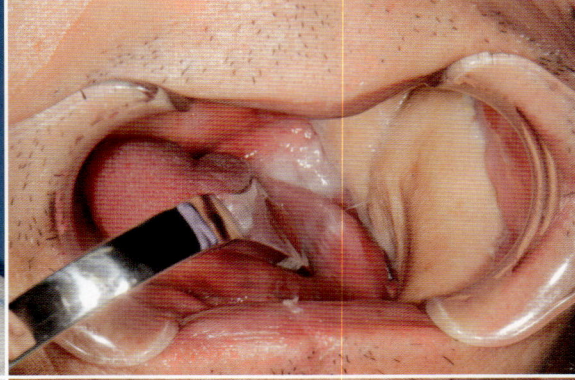
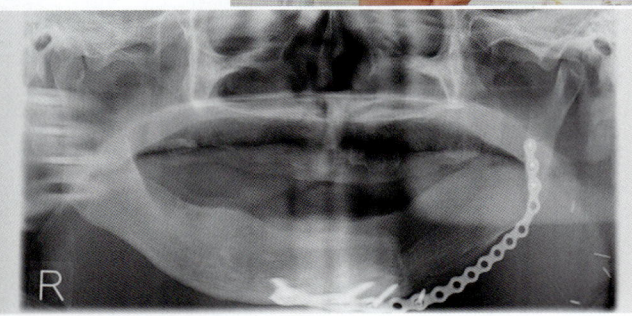
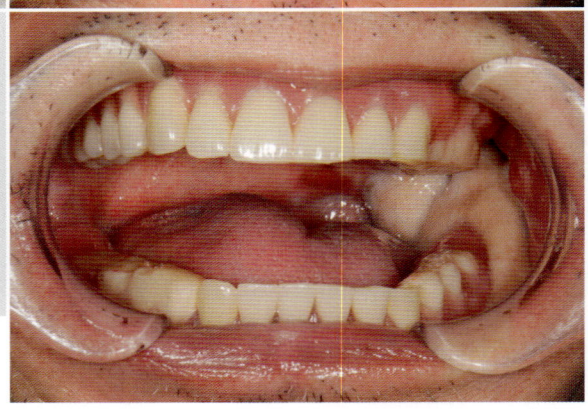

図 7. 症例 2

a	b
c	d

a：術後
b：臼歯部舌側に anchor suture を行い，舌側を深く形成した．
c：術後パノラマ X 線
d：総義歯の安定は良好であった．

ある．

　下顎再建患者のデンタルインプラントの適応は，欠損歯が少数である場合には，さらなる審美性・機能性を追求し，限りなく術前の状態に近づけることが目的となる．図 8 は，血管柄付き遊離腸骨弁移植後にデンタルインプラントを埋入し，インプラント義歯を装着した症例である．維持装置としてのクラスプがなく審美的に良好で，咀嚼機能も良好である．その一方で，前述の通り，欠損歯が多く術後の総義歯症例では，口唇圧が異常に強い場合や，再建に不備があり維持形態が顎堤にとれなかった場合には，義歯の維持のためには

絶対的適応になる．図 9 は，再建後の口唇圧が強く，総義歯の安定が得られず，再建骨にインプラントを埋入し，インプラント義歯を装着した症例である．総義歯は安定した維持が得られ，咀嚼機能が回復した．

　骨再建後，いずれの症例もインプラントの埋入は可能であるが，問題はインプラントの予後で，十分な骨幅と高径があり，清掃性が担保されるだけの顎堤の高さがあることが重要である．

　2012 年以来デンタルインプラントは広範囲顎骨支持型装置及び広範囲顎骨支持型補綴として保険収載されており，義歯の安定した維持が取れな

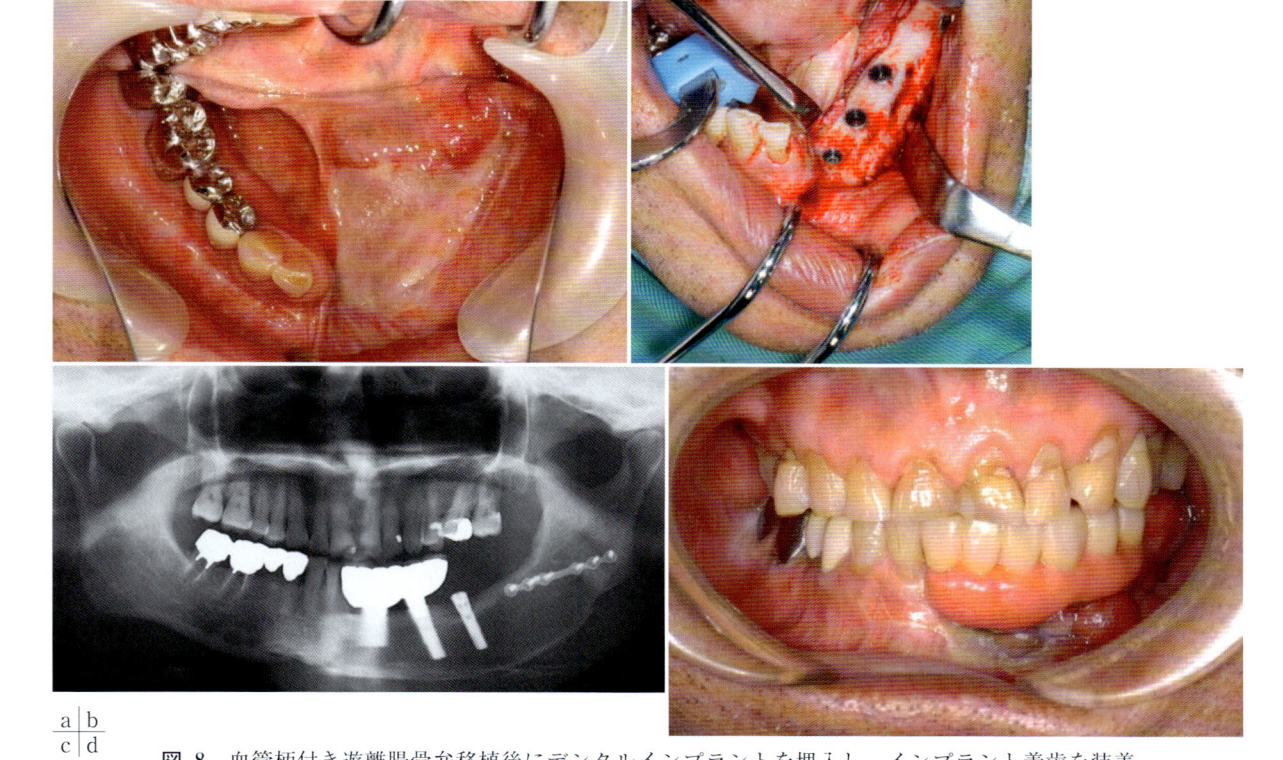

$\dfrac{a\ |\ b}{c\ |\ d}$ **図 8.** 血管柄付き遊離腸骨弁移植後にデンタルインプラントを埋入し，インプラント義歯を装着した症例．クラスプがなく審美的に良好で，咀嚼機能も良好である．

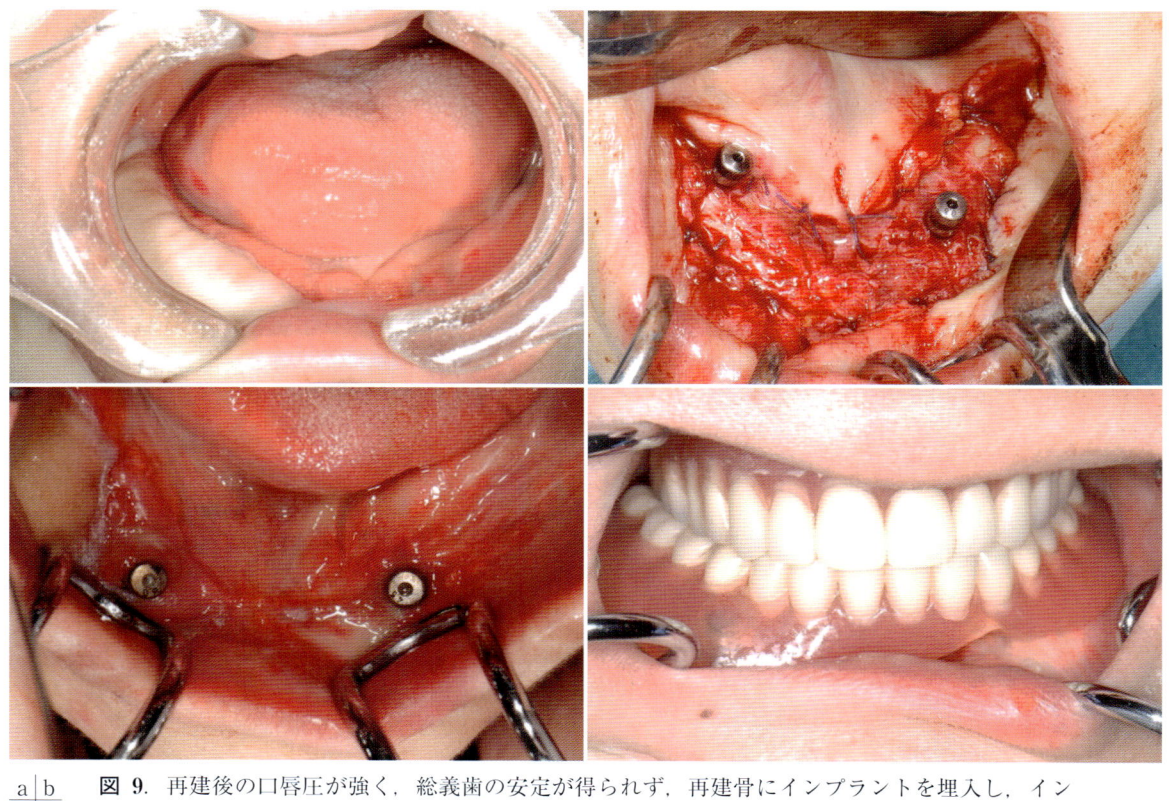

$\dfrac{a\ |\ b}{c\ |\ d}$ **図 9.** 再建後の口唇圧が強く，総義歯の安定が得られず，再建骨にインプラントを埋入し，インプラント義歯を装着した症例．総義歯は安定した維持が得られ，咀嚼機能が回復した．

い絶対的な適応症例は勿論，咀嚼効率を上げる意味でも積極的にインプラント義歯が選択されるようになってきている．しかし，感染により二次的な問題が出る可能性があることも十分に認識し，年齢，PS，生活様式から適応を十分に検討することが重要である．

今後の展望

今後 3D simulation[9]や CAS(computer assisted surgery)[10]の発展により，正確な骨の配置，骨格の再建は増々精度の高いものになってくる．また，インプラント埋入までもが正確に計画することが可能になる．しかし，下顎再建の稚拙は軟組織皮弁の扱いであり，最終補綴までを目的とするには顎堤形成を意識した再建を標準化する必要がある．また，インプラント周囲の清掃性を向上させるため，埋入部位周囲に非可動な軟部組織の形成についても標準化した方法が確立することが望まれる．

謝　辞
一部インプラント症例については宮崎大学医学部顎顔面口腔外科学講座　山下善弘教授に御協力を頂いた．

参考文献

1) 日本頭頸部癌学会編：頭頸部癌診療ガイドライン2013 年版．p. 17，金原出版，2013．
2) 米原啓之，中塚貴志：顎口腔の軟組織再建．日口腔外会誌．**61**(10)：496-504，2015．
3) 櫻庭　実ほか：下顎再建の方法〜選択と問題点〜．日マイクロ会誌．**20**：287-292，2007．
4) 櫻庭　実ほか：下顎骨区域切除後の再建例の検討．頭頸部腫瘍．**30**：223，2004．
5) 中川雅裕ほか：下顎骨再建—血管柄付遊離骨移植と遊離軟部組織移植の比較—．口腔腫瘍．**22**(4)：134-137，2010．
6) 関口順輔ほか：血管柄付肩甲骨移植術の術式と適応について．形成外科．**35**(4)：391-398，1992．
7) 上田倫弘ほか：肩甲骨皮弁による下顎再建—下顎再建範囲と咬合・摂食機能．頭頸部癌．**35**：337-343，2009．
8) 歯科インプラント治療の問題点と課題等作業班；厚生労働省委託事業「歯科保険医療情報収集等事業」歯科インプラント治療のための Q & A，2014．
9) 桐田忠昭，山川延宏ほか：下顎骨切除後の再建法の選択．口腔腫瘍．**27**(3)：41-48，2015．
10) Comelius, C. P., et al.：Patient-specific reconstruction plates are the missing link in computer-assisted mandibular reconstruction：A showcase for technical description. J Craniomaxillofac Surg. **43**(5)：624-629, 2015.

PEPARS No.136：75-81, 2018

◆特集／機能に配慮した頭頸部再建

下咽頭再建における機能的配慮

PEPARS

門田 英輝[*]

Key Words：喉頭温存手術(larynx preservation surgery)，咽頭喉頭頸部食道摘出術(total pharyngolaryngoesophagectomy)，遊離空腸パッチグラフト(free jejunal patch graft)，遊離空腸管状移植(free jejunal conduit graft)，前外側大腿皮弁再建(anterolateral thigh flap reconstruction)

Abstract 下咽頭は嚥下，構音にとって重要な部位である．下咽頭再建では喉頭が温存される場合と摘出される場合でゴールが異なる．喉頭温存手術では術後に誤嚥なく経口摂取を回復し，気管孔を閉鎖することが目標となる．なるべく薄い皮弁あるいは遊離空腸を用いて，解剖学的に元に近い形態を再現する．披裂部の高まりがなくなると誤嚥のリスクが上昇するため，ナイロン糸による牽引などで高まりを再現する必要がある．

喉頭が摘出される咽頭喉頭頸部食道摘出術では誤嚥への配慮は不要となり，いかに嚥下障害をなくすかが目標となる．国内では遊離空腸移植が第一選択となっている．移植空腸を欠損長の 1/2〜2/3 ほどまでトリミングして適度なテンションをかけることで，嚥下障害の発生を軽減できる．空腸動脈の動脈硬化が強い場合，arcade artery を用いた血管吻合付加が有用である．複数回の開腹歴があり開腹手術を避けたい症例では，前外側大腿皮弁をロール状にして再建する方法も選択肢のひとつとなる．

はじめに

下咽頭再建で配慮すべき機能は嚥下と構音である．喉頭が温存される場合と合併切除される場合で，再建における注意点は大きく異なる．喉頭温存手術では誤嚥の予防，経管栄養からの離脱，気管孔の閉鎖が最終的なゴールとなる．遊離空腸パッチ，前腕皮弁あるいは前外側大腿皮弁といった薄い皮弁が選択される．喉頭が合併切除されると構音や誤嚥への配慮は不要となる．再建の主な目的は瘻孔や狭窄を減らし，食事のクリアランスをいかによくするかという点に絞られる．国内では遊離空腸移植が主に行われているが，諸外国では前外側大腿皮弁などの薄い皮弁による管状再建が主流である．

本稿では喉頭温存手術における再建法と，喉頭合併切除(咽頭喉頭頸部食道摘出術；以下，TPLE)における再建法に分け，それぞれのポイントについて述べる．

喉頭温存手術における再建法

1．下咽頭後壁を中心とした欠損の再建

下咽頭後壁癌は発生頻度が低いため，喉頭温存手術の適応となる症例数はさほど多くない．しかし後述する梨状陥凹癌や輪状後部癌と比べると喉頭との距離が離れており，喉頭温存手術の適応となりやすい部位でもある．腫瘍切除後の欠損は下咽頭後壁から片側の梨状陥凹に限局していることがほとんどだが(図1)，両側の梨状陥凹が合併切除されることもある．通常，上喉頭神経および両側反回神経が温存できる症例が喉頭温存手術の対象となっており，咽喉頭の知覚と運動は温存されている．咽喉頭の知覚と運動は術後の嚥下に大き

* Hideki KADOTA，〒812-8582 福岡市東区馬出 3-1-1 九州大学病院形成外科，准教授

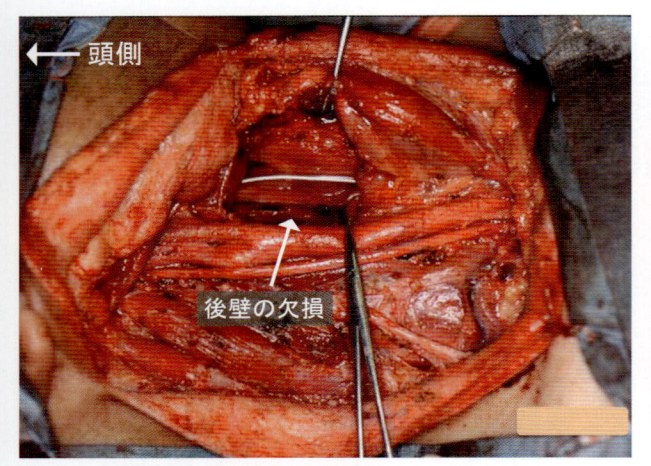

図 1. 右梨状陥凹から下咽頭後壁にかけての欠損
筋鈎で喉頭を翻転することで術野を良好に展開することができ，縫合が容易になる.

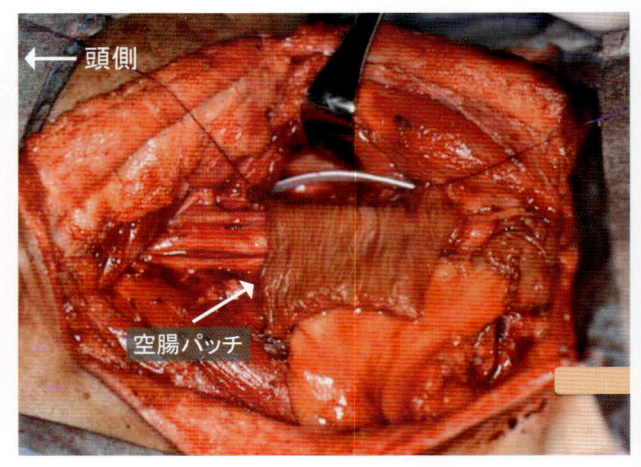

図 2. 空腸パッチグラフトを健側の下咽頭後壁に縫合した状態
健側より縫合を開始することで縫合が容易となり，縫合不全のリスクが軽減される.

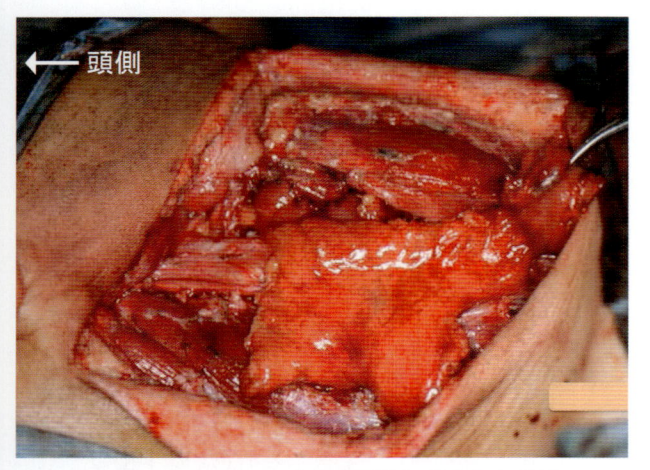

図 3. パッチグラフトを全周性に縫合した状態

く影響するため，これらが温存されていることは喉頭温存再建に必須と考えてもよい.

　再建には遊離空腸パッチグラフトが選択される．管状に採取された空腸を腸間膜付着部の反対側で切開し，欠損の大きさに合わせてトリミングする．図1のように筋鈎で喉頭を翻転して術野を展開し，縫合しにくい健側の後壁より縫合を開始する(図2)．健側の縫合が終了後，患側の後壁粘膜と空腸を縫合する(図3)．縫合しにくい部位より縫合を開始することが縫合不全の予防につながる．術野に患側の反回神経が露出していることが多いが，同神経を過度に牽引しないよう，愛護的な手術操作が必要である.

　Miyamoto ら[1]は遊離空腸パッチグラフトを用いた喉頭温存再建 43 例を検討し，経管栄養から完全に離脱できなかったのは 2 例のみで，両側梨状陥凹の合併切除例を含めた 41 例(95%)で完全経口摂取が可能となり，全例で気管孔が閉鎖できたとしている．患者の年齢，術前の嚥下機能，術前放射線治療の有無などを考慮した上で喉頭温存手術の適応を決定するのが重要だが，症例選択を誤らなければ，喉頭を温存した状態で良好な嚥下機能を回復することが可能である.

2．梨状陥凹を中心とした欠損の再建

　梨状陥凹癌における喉頭温存手術では披裂部や披裂喉頭蓋ヒダといった喉頭組織が合併切除され，下咽頭喉頭部切となることが多い．その場合，ナイロン糸による牽引や腱移植，有茎舌骨弁などを用いて披裂部の高まりを再現する必要がある[2]~[4]．前述した後壁癌よりも術後の嚥下機能に対する配慮が必要であり，喉頭温存の適応には慎重を要する.

　下咽頭喉頭部切後の再建については 2016 年 5 月号の本誌に石田が詳細に記載しており，本稿では割愛する[5]．以前は主に前腕皮弁が使用されていたが，近年，前外側大腿皮弁でも良好な成績が報告されている[3]．薄くてしなやかな皮弁を選択するのが，術後の早期経口摂取および気管孔閉鎖に重要である.

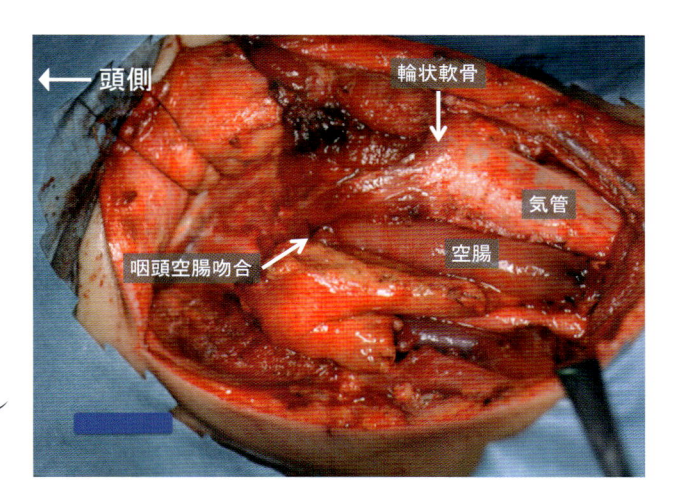

図 4.
頸部食道癌が下咽頭まで浸潤した症例
咽頭空腸吻合部は輪状軟骨より頭側，甲状軟骨レ
ベルになっている.

（図中ラベル）頭側／輪状軟骨／気管／空腸／咽頭空腸吻合

3．頸部食道を中心とした欠損の再建

　頸部食道癌で下咽頭浸潤を認める場合，一般的にTPLEが選択されることが多い．しかし下咽頭後壁癌や梨状陥凹癌と同様に，下咽頭への浸潤が限局していれば喉頭温存が可能である(図4)．再建には遊離空腸が選択される．

　後述するTPLE後の遊離空腸移植と異なり，口側および肛門側とも吻合におけるworking spaceが狭いため，縫合の手技がやや煩雑になる．Untie methodを適宜用いることで，視野を妨げられずに確実な縫合が可能となる．肛門側の食道断端が胸骨裏面深くに位置することが多いため，まずは空腸と肛門側食道を先に吻合した方がよい．肛門側を吻合後，移植空腸を頭側に引っ張って適度なテンションをかけ，口側食道断端と空腸を吻合する．下咽頭後壁の再建と同様，喉頭をうまく対側へ翻転して口側食道断端を十分に展開し，健側深部より縫合を開始して患側の縫合へと移行するのが縫合を容易にするコツである．術野に両側の反回神経が露出しており，これらを損傷しないよう，愛護的な操作が必要である．

　筆者は喉頭温存頸部食道切除後に遊離空腸移植を行った32例について，下咽頭が合併切除された群(15例)と合併切除のない群(17例)に分け，術後機能の検討を行った[6]．結果，下咽頭合併切除群の経口摂取までの期間は，合併切除がない群と比較し有意に延長していたものの，最終的には両群とも全例で完全経口摂取および気管孔の閉鎖が可能であった．頸部食道癌の下咽頭浸潤例で

あっても下咽頭への浸潤が限局していれば，喉頭温存再建は安全に行うことができる．

TPLEにおける再建法

　下咽頭癌における再建は前述したような喉頭温存再建は低く，ほとんどが喉頭を合併切除するTPLE後の再建になる．主な再建法として遊離空腸管状移植と，皮弁をロール状にして再建する方法が挙げられる．遊離空腸移植は簡便かつ瘻孔などの術後局所合併症が少ない安全な術式であるが，開腹術のリスクがある．皮弁による再建は開腹術が不要で低侵襲ではあるが，術後の重度狭窄が問題となることがある．近年，初回治療で放射線化学療法が行われた後の救済手術が増えており，創傷治癒が不良な頸部でも瘻孔や狭窄，通過障害を起こさないような手技の工夫が必要になる．

1．遊離空腸管状移植

　国内ではTPLE後の遊離空腸移植における後向き・前向き多施設共同研究が行われており[7)8)]，すでに標準化された手技と言っても過言ではない．空腸吻合が先か，血管吻合が先か，モニターフラップを作成するかなど，各施設間で若干の違いはあるものの，いずれの方法でも良好な成績が報告されている．当科ではまず咽頭空腸吻合，次に食道空腸吻合を行い，腸管の配置を決定してから血管吻合を行っている．

A．空腸吻合における工夫

　前述した国内の多施設共同研究では，空腸にテ

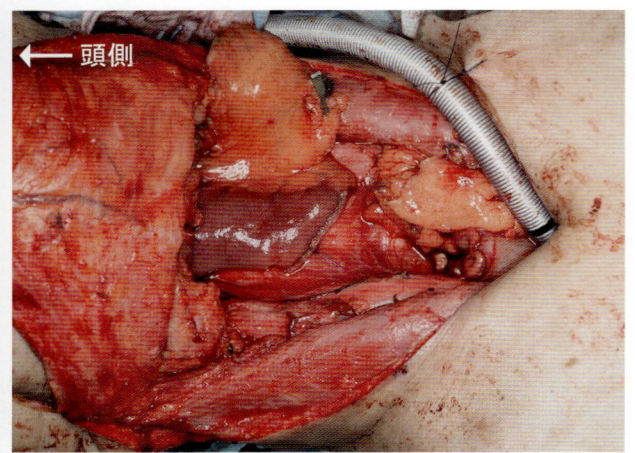

図 5. TPLE 後，遊離空腸を咽頭空腸吻合した状態
欠損長の 1/2〜2/3 ほどの長さに空腸をトリミングしている．

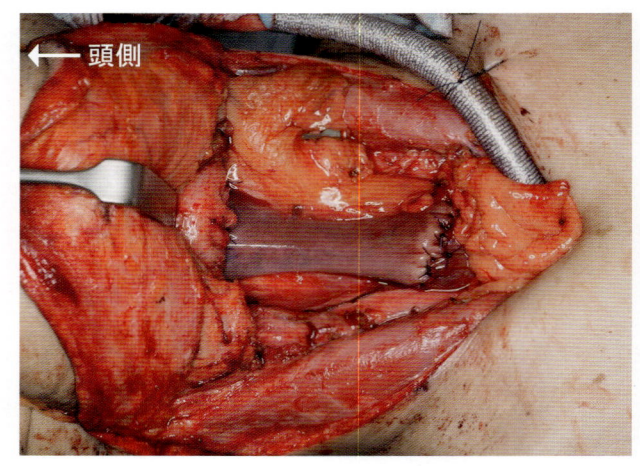

図 6. 食道空腸吻合終了後の状態
移植空腸に良好なテンションがかかっている．

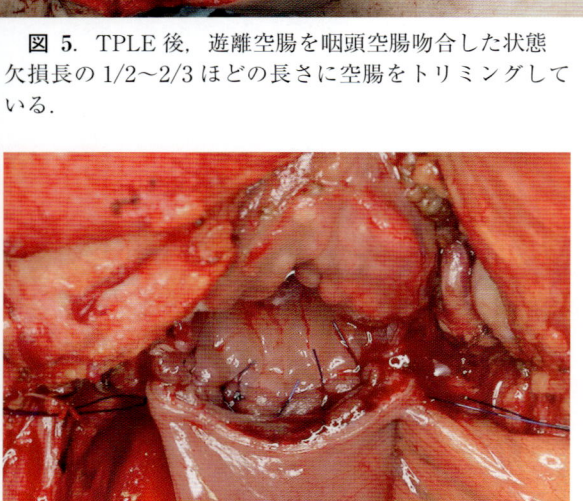

図 7. 咽頭空腸吻合の後壁側
単結節縫合で 7 針のみ縫合している．

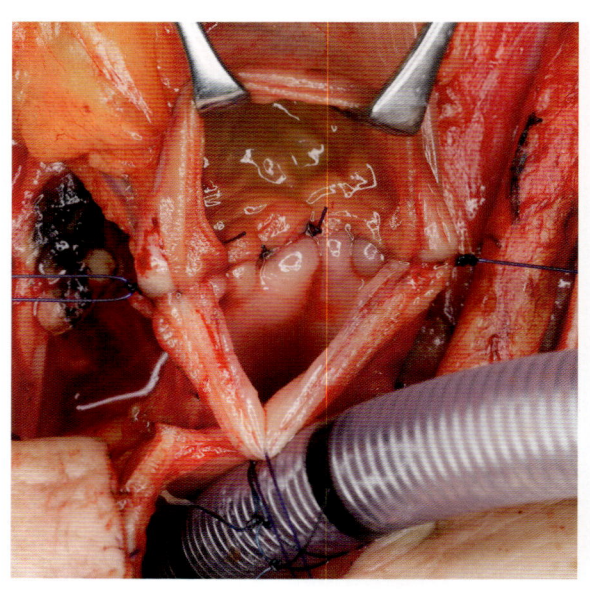

図 8. 食道空腸吻合の後壁側
単結節縫合で 7 針のみ縫合している．

ンションをかけた群が historical control と比較して嚥下障害が有意に少ない，としている[8]．空腸にどの程度のテンションをかければよいかについて結論は出ていないが，当科では欠損長の 1/2〜2/3 ほどまで空腸をトリミングし（図 5），適度なテンションをかけるようにしている（図 6）．腸間膜のトリミングにはハーモニックフォーカスプラス（Ethicon）や LigaSure（Covidien）といったエナジーデバイスを用いるのが便利である．縫合糸はコントロール・リリース型 3-0 PDS の SH-1 針

（Ethicon）が使用しやすい．

経験上，後壁側の吻合は瘻孔となることがほとんどない．咽頭空腸吻合の後壁は 7〜10 針ほど（図 7），食道空腸吻合の後壁は 6〜8 針ほどの結節縫合のみで十分である（図 8）．最低限の針数で縫合することが狭窄予防につながる．ほとんどの瘻孔は前壁側に生じるため，前壁側は Gambee 縫合を行っている．食道空腸吻合の前壁は口径差がないためそのまま吻合可能だが，咽頭空腸吻合は口径差を生じることが多い．空腸前壁を縦切開したり，

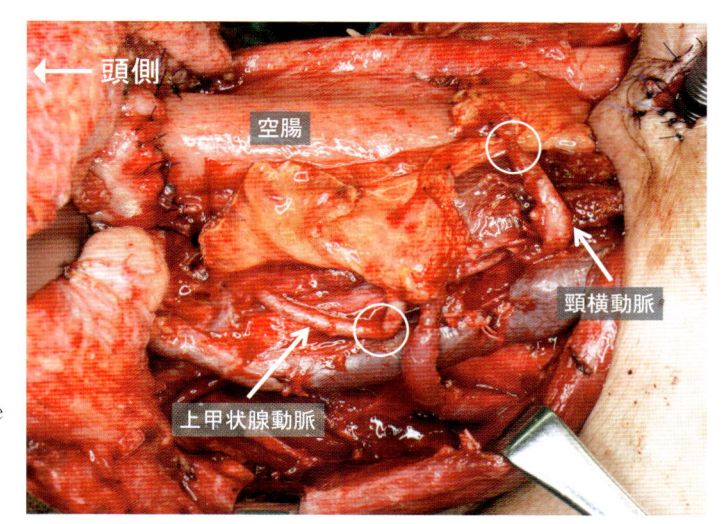

図 9.
空腸動脈は上甲状腺動脈と吻合，arcade artery は頸横動脈と吻合している．
（白丸は動脈吻合部を示す．）

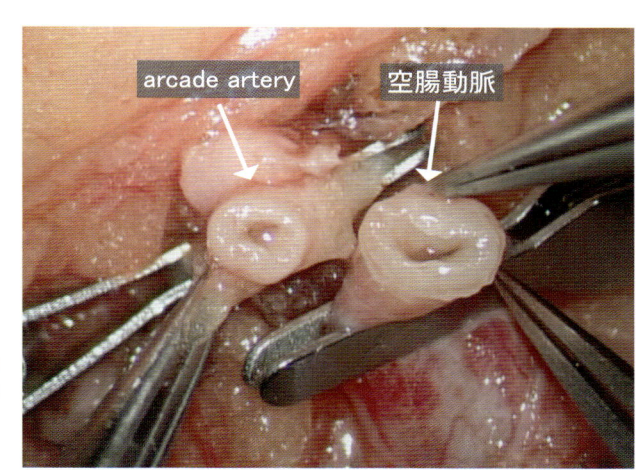

図 10.
空腸動脈と arcade artery の比較
空腸動脈の口径は 3 mm，arcade artery の口径は 2.4 mm であり，arcade artery でも十分な口径がある．

空腸を伸展させることで口径差の調整を行っている[9]．原則，二層縫合は必要ない．

B．血管吻合における工夫

空腸の血管柄は腸間膜に包まれているため捻じれが生じにくい．頸部で血管吻合を行うのにちょうどよい長さであり，空腸静脈は内頸静脈，外頸静脈のいずれにも無理なく届く．問題は空腸動脈の動脈硬化が強い症例が存在することである．対策として二系統の血管柄を持つ空腸を採取する方法があり，高い生着率が報告されている[10]．

当科では空腸動脈の動脈硬化が強い場合や術中に動脈血栓を生じた場合，腸間膜内の arcade artery への動脈吻合付加を行っている（図 9）．Arcade artery は空腸動脈より細いものの 1.5～2.5 mm 程の口径はあり（図 10），血管吻合自体は問題

なくできる．移植床血管が複数ある頸部では有用なオプションとなる．

2．前外側大腿皮弁による再建

前外側大腿皮弁をロールにして管腔を作成し，咽頭腔を再建する方法である[11][12]．本来は粘膜である部位を皮膚で再建することになり，長期経過後の重複癌発生や狭窄が危惧されるが，短期経過では空腸よりもスムーズに嚥下できる症例も存在する．国内では second line とされているが，複数回の開腹手術やイレウスの既往のため開腹手術を避けたい症例にはよい適応である．問題点として大腿の皮弁採取部が一次縫縮できないことが多いこと，ブジーでも改善しにくい難治性の狭窄が生じ得ることなどが挙げられる．

皮弁の縦方向の長さは咽頭欠損の上下径に合わ

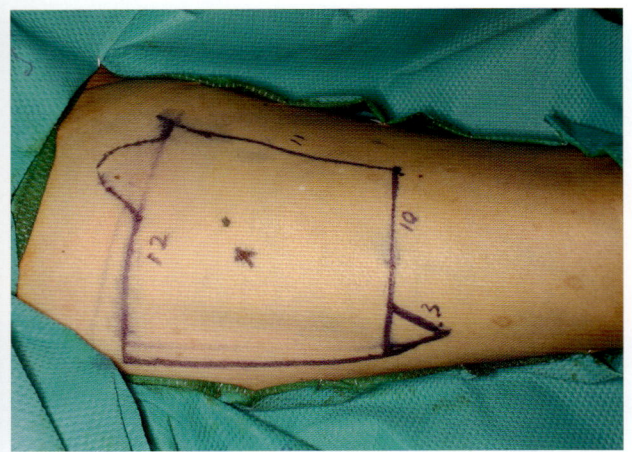

図 11. TPLE 再建における前外側大腿皮弁のデザイン
食道吻合部の狭窄を予防するため，尾側に 3 cm ほどの
三角弁を作成する.

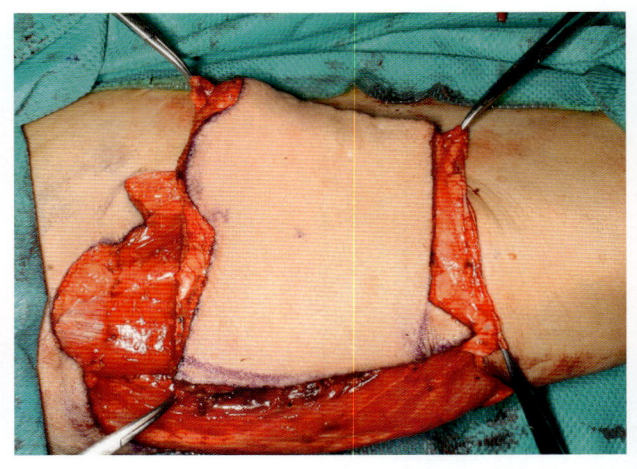

図 12. 皮島より 1〜2 cm 幅ほど拡大して大腿筋膜を採
取する.
大腿筋膜で咽頭および食道吻合部を被覆して瘻孔を予防
する.

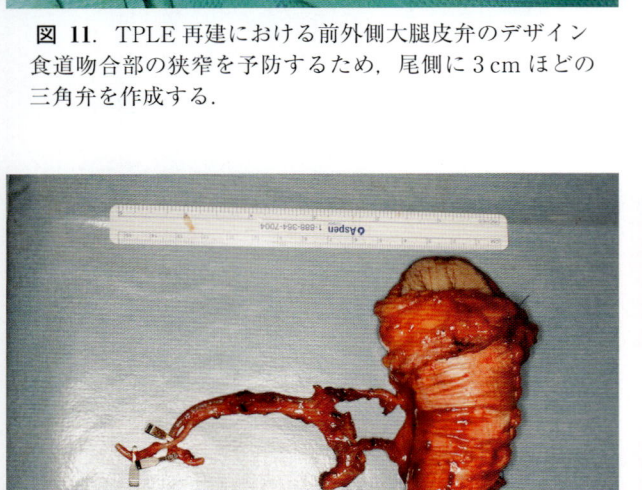

図 13. 皮島をロール状に縫合した後に血管柄を切り離す.

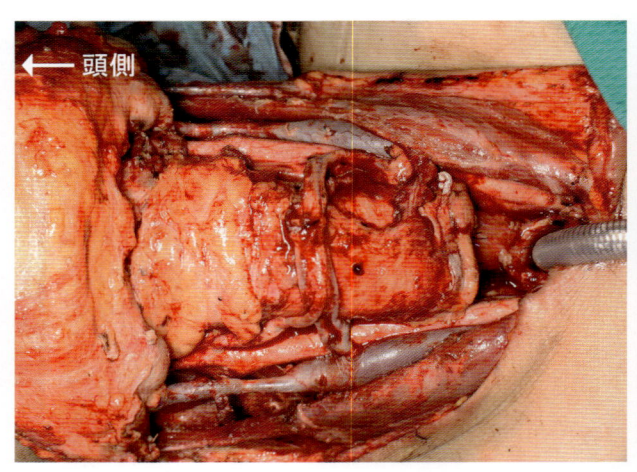

頭側

図 14. 皮島同士を縫合した部分が後壁側に来るように
配置して咽頭断端，食道断端と吻合する.

せ，咽頭断端に相当する部位は 12 cm，食道断端
に相当する部位は 10 cm を目安として皮弁をデ
ザインする（図 11）．咽頭側の欠損が切り上がる場
合は小皮島を追加でデザインし，食道側は狭窄予
防のため小三角弁を作成する．吻合部を被覆する
ため，皮島より 1〜2 cm ほど拡大して大腿筋膜を
採取する（図 12）．大腿で血管が繋がった状態で皮
島をロール状に縫合した後，皮弁を切り離す（図
13）．皮島同士を縫合した部位が咽頭後壁側に来
るように皮弁を配置後，咽頭および食道断端と吻
合する（図 14）．大腿筋膜で吻合部を被覆して補強
し，瘻孔を予防する.

まとめ

　下咽頭は嚥下，構音にとって重要な部位であり，
術後機能に対する細やかな配慮が必要である．喉
頭温存手術の場合，薄い皮弁あるいは空腸パッチ
を用いて，解剖学的に元に近い形態の再現が重要
である．TPLE では誤嚥の心配は不要となり，い
かに通過・嚥下障害を少なくするかがテーマとな
る．空腸移植ではある程度のテンションを腸管に
かけることで通過障害の発生を軽減できる．皮弁
による再建では狭窄を起こさないよう，三角弁な
どの工夫が重要である.

参考文献

1) Miyamoto, S., et al. : Free jejunal patch graft for reconstruction after partial hypopharyngectomy with laryngeal preservation. Arch Otolaryngol Head Neck Surg. **137**(2) : 181-186, 2011.
   Summary 下咽頭後壁癌に対する喉頭温存切除, 遊離空腸パッチグラフト 43 例について報告.

2) Sakuraba, M., et al. : Three-dimensional reconstruction of supraglottic structures after partial pharyngolaryngectomy for hypopharyngeal cancer. Jpn J Clin Oncol. **38**(6) : 408-413, 2008.
   Summary 喉頭温存下咽頭喉頭部切後, ナイロン糸による牽引で披裂部の高まりを再現.

3) Ishida, K., et al. : Free skin flap reconstruction after partial hypopharyngectomy with laryngeal preservation. J Plast Surg Hand Surg. **48**(5) : 291-296, 2014.
   Summary 喉頭温存下咽頭喉頭部切 54 例(前腕皮弁 38 例, 前外側大腿皮弁 16 例)に対する皮弁再建について報告.

4) Yamawaki, S., et al. : The combined use of hyoid bone flap and radial forearm free flap for reconstruction following partial laryngopharyngectomy. Ann Plast Surg. **66**(3) : 257-260, 2011.

5) 石田勝大 :【イチから学ぶ！頭頸部再建の基本】下咽頭・頸部食道再建の基本. PEPARS. **113** : 68-76, 2016.
   Summary 喉頭温存下咽頭喉頭部切後の前腕皮弁再建について, 手術の手順を詳細に記載.

6) Kadota, H., et al. : Larynx-preserving esophagectomy and jejunal transfer for cervical esophageal carcinoma. Laryngoscope. **119** : 1274-1280, 2009.
   Summary 頸部食道癌が下咽頭に浸潤していても, 喉頭温存再建が可能であることを報告.

7) 杉山圭史ほか : 咽頭喉頭頸部食道摘出術後の再建における多施設共同研究. 頭頸部癌. **32**(4) : 486-493, 2006.

8) Tachibana, S., et al. : Efficacy of tensed and straight free jejunum transfer for reduction of postoperative dysphagia ; a multi institutional prospective study. Plast Reconstr Surg Glob Open. 2018.(in press)
   Summary 国内における遊離空腸移植の前向き多施設共同研究. 空腸のテンションが嚥下障害を減らすことに言及.

9) Kimata, Y., et al. : Simple reconstruction of large pharyngeal defects with free jejunal transfer. Laryngoscope. **110**(7) : 1230-1233, 2000.
   Summary 空腸咽頭吻合の口径差を調節するのに腸管を縦切開する方法を記載した, 歴史的にも貴重な報告.

10) Numajiri, T., et al. : Blood gas analyses in doubly-vascularised free jejunal transfers. Br J Oral Maxillofac Surg. **49**(2) : 112-115, 2011.

11) Ho, M. W., et al. : Outcomes following pharyngo-laryngectomy reconstruction with the anterolateral thigh (ALT) free flap. Br J Oral Maxillofac Surg. **50**(1) : 19-24, 2012.
   Summary ALT による TPLE 後の再建法について, 皮島のデザインや大腿筋膜の採取範囲など, 詳細な方法を記載.

12) 石田勝大ほか : 咽頭喉頭全摘の再建方法の検討—遊離空腸 VS. 前外側大腿皮弁—. 頭頸部癌. **42**(1) : 96-99, 2016.
   Summary TPLE 後の空腸移植と前外側大腿皮弁再建は, 術後合併症および術後摂食・会話機能に差がないと報告.

第6回日本眼形成再建外科学会 学術集会

会　期：2018年6月2日(土)～3日(日)
会　長：野田実香(慶應義塾大学医学部眼科学教室)
会　場：慶應義塾日吉キャンパス協生館
　　　　藤原洋記念ホール
　　　　〒223-8526 横浜市港北区日吉4-1-1
　　　　TEL：045-564-2500

演題募集：
　申し込み期間：2018年2月12日(月)～2018年3月28日(水)
　学会ホームページ掲載の募集要項をご確認のうえ，メールにてお申し込みください.

会　費：
　会員の医師・企業社員　　：(事前)8,000円
　　　　　　　　　　　　　　(当日)10,000円
　非会員の医師・企業社員：(事前)10,000円
　　　　　　　　　　　　　　(当日)12,000円
　医療機関の非医師職員ならびに後期研修医
　　　　　　　　　　　　　：(事前)4,000円
　　　　　　　　　　　　　　(当日)5,000円
　　学生，前期研修医：無料
　　　　　懇親会費：7,000円

事前参加登録締切：2018年5月18日(金)
　尚，事前参加登録はオンラインでのクレジットカード決済のみとなります.
　事前登録は学会ホームページよりお願いいたします.
　(https://www.jsoprs.jp/)

シンポジウム：
　①「先天外眼部疾患への異なるアプローチ―それぞれのコツと問題点―」
　②「通水可能な流涙へのアプローチ（仮題）
　③「開業医における日帰り局麻外眼部手術」

特別講演：
　演者：前川二郎(横浜市立大学医学部形成外科学教室教授)

当日はクールビズを奨励しておりますので，ノーネクタイでご来場ください.

事務局
　第6回日本眼形成再建外科学会学術集会事務局
　株式会社メディプロデュース内
　TEL：03-5775-6070　FAX：03-5775-2076
　E-Mail：jsoprs6@mediproduce.com

日本頭頸部癌学会主催 第9回教育セミナー

日　時：2018年6月13日(水)　12：30～17：30(予定)
会　場：新宿NSビル　スカイカンファレンス30階西ホールA＋B
　　　　〒163-0813　東京都新宿区西新宿2丁目4番1号
　　　　TEL：03-3342-3755
　　　　URL：http://www.shinjuku-ns.co.jp/
　　　　(第42回日本頭頸部癌学会会場からは徒歩で5分ほどの別会場となります。)

内　容：テーマ1. 頭頸部癌総論，2. 上顎，3. 下咽頭
受講料：5,000円
　「第9回教育セミナー」と明記の上，下記口座にお振り込みください。
　郵便振替口座　00190-2-420734　一般社団法人日本頭頸部癌学会

申込方法：原則当日受付は行いません。席に余裕がある場合には受講のみは可能としますが，いかなる理由であっても当日受付での受講修了証の発行は致しませんのでご注意ください。
　応募方法の詳細はホームページをご覧ください。

※なおホームページからの事前登録はいたしません。

申込締切：2018年 年6月1日(金)(必着)先着順に受付いたします。

参加資格：特に規定はありません(ただし，一般の方は対象としておりません)。医師以外のメディカルスタッフの方も歓迎いたします。医学生，初期研修医，医師以外のメディカルスタッフの方は，参加費は無料ですがその場合，指導教授(医)または本学会員の証明が必要です。本学会HP内の案内に書式を掲載する予定です。

定　員：400名
問い合わせ：
　〒135-0033　東京都江東区深川2-4-11
　一ツ橋印刷(株)学会事務センター内，日本頭頸部癌学会セミナー担当宛
　TEL：03-5620-1953　FAX：03-5620-1960

第 33 回日本眼窩疾患シンポジウム

会　期：2018 年 9 月 8 日（土）
会　場：上野精養軒
　　　　〒 110-8715 東京都台東区上野公園 4-58
　　　　TEL：03-3821-2181（代）
会　長：村上　正洋（日本医科大学武蔵小杉病院眼科　眼形成外科）
テーマ：特技からの脱却―教育と標準化
特別公演：「眼窩眼瞼疾患のシミュレーション外科」
　　　　香川大学医学部形成外科学講座　教授
　　　　　　　　　　　　　　　　　　永竿智久先生
　　　　日本医科大学千葉北総病院形成外科　教授
　　　　　　　　　　　　　　　　　　秋元正宇先生
演題募集：2018 年 3 月 1 日（木）〜 5 月 1 日（火）
事前登録：2018 年 3 月 1 日（木）〜 7 月 31 日（火）
会　費：事前登録：7000 円
　　　　当日登録：8000 円
　　　　懇親会：5000 円
連絡先：〒 211-8533　川崎市中原区小杉町 1-396
　　　　日本医科大学武蔵小杉病院眼科　眼形成外科
　　　　担当：村上・高村（学会秘書）
　　　　TEL：044-733-5181（内線 3190）
　　　　E-mail：jsod2018@nms.ac.jp
　　　　HP：http://jsod2018.com/

第 36 回日本頭蓋顎顔面外科学会学術集会

テーマ：形態　機能　そして　美
会　期：2018 年 10 月 11 日（木）・12 日（金）
会　長：山本　有平（北海道大学形成外科教授）
Ｈ　Ｐ：jscmfs2018.jp
会　場：京王プラザホテル札幌
　　　　〒 060-0005　札幌市中央区北 5 条西 7 丁目 2-1
　　　　TEL：011-271-0111　FAX：011-271-1488
プログラム：
　　　　・理事長・会長講演
　　　　・特別講演
　　　　・教育講演
　　　　・教育パネルディスカッション
　　　　・一般演題
　　　　　　　　　　　　　　　他（予定）
演題登録受付：2018 年 3 月 30 日（金）〜 5 月 15 日（火）
　　　　　　　※詳細は HP をご覧ください.
事務局：
　　　　北海道大学医学部形成外科
　　　　〒 060-8638　札幌市北区北 15 条西 7 丁目
　　　　TEL：011-706-6978　FAX：011-706-7827
　　　　E-mail：jscmfs2018@prs-hokudai.jp

FAX による注文・住所変更届け

改定：2015 年 1 月

　毎度ご購読いただきましてありがとうございます.

　読者の皆様方に小社の本をより確実にお届けさせていただくために，FAX でのご注文・住所変更届けを受けつけております. この機会に是非ご利用ください.

◆ご利用方法

　FAX 専用注文書・住所変更届けは，そのまま切り離して FAX 用紙としてご利用ください. また，注文の場合手続き終了後，ご購入商品と郵便振替用紙を同封してお送りいたします. **代金が 5,000 円をこえる場合，代金引換便とさせて頂きます.** その他，申し込み・変更届けの方法は電話，郵便はがきも同様です.

◆代金引換について

　本の代金が 5,000 円をこえる場合，代金引換とさせて頂きます. 配達員が商品をお届けした際に，現金またはクレジットカード・デビットカードにて代金を配達員にお支払い下さい(本の代金＋消費税＋送料). (※年間定期購読と同時に 5,000 円をこえるご注文を頂いた場合は代金引換とはなりません. 郵便振替用紙を同封して発送いたします. 代金後払いという形になります. 送料は定期購読を含むご注文の場合は頂きません)

◆年間定期購読のお申し込みについて

　年間定期購読は，1 年分を前金で頂いておりますため，代金引換とはなりません. 郵便振替用紙を本と同封または別送いたします. 送料無料，また何月号からでもお申込み頂けます.

　毎年末，次年度定期購読のご案内をお送りいたしますので，定期購読更新のお手間が非常に少なく済みます.

◆住所変更届けについて

　年間購読をお申し込みされております方は，その期間中お届け先が変更します際，必ずご連絡下さいますようよろしくお願い致します.

◆取消，変更について

　取消，変更につきましては，お早めに FAX，お電話でお知らせ下さい.

　返品は，原則として受けつけておりませんが，返品の場合の郵送料はお客様負担とさせていただきます. その際は必ず小社へご連絡ください.

◆ご送本について

　ご送本につきましては，ご注文がありましてから約 1 週間前後とみていただきたいと思います. お急ぎの方は，ご注文の際にその旨をご記入ください. 至急送らせていただきます. 2～3 日でお手元に届くように手配いたします.

◆個人情報の利用目的

　お客様から収集させていただいた個人情報，ご注文情報は本サービスを提供する目的(本の発送，ご注文内容の確認，問い合わせに対しての回答等)以外には利用することはございません.

　その他，ご不明な点は小社までご連絡ください.

株式会社　全日本病院出版会　〒 113-0033 東京都文京区本郷 3-16-4-7 F　電話 03(5689)5989　FAX03(5689)8030　郵便振替口座 00160-9-58753

FAX 専用注文書

形成・皮膚 1804

年　月　日

○印	PEPARS	定価(税込)	冊数
	2018 年 1 月〜12 月定期購読（No. 133〜144；年間 12 冊）(送料弊社負担)	41,256 円	
	PEPARS No. 135　**ベーシック＆アドバンス 皮弁テクニック** 増大号 新刊	5,616 円	
	PEPARS No. 123　**実践！よくわかる縫合の基本講座** 増大号	5,616 円	
	バックナンバー(号数と冊数をご記入ください) No.		

○印	Monthly Book Derma.	定価(税込)	冊数
	2018 年 1 月〜12 月定期購読（No. 265〜277；年間 13 冊）(送料弊社負担)	40,932 円	
	MB Derma. No. 268　**これが皮膚科診療スペシャリストの目線！診断・検査マニュアル** 増刊号 新刊	6,048 円	
	MB Derma. No. 262　**再考！美容皮膚診療** 増大号	5,184 円	
	バックナンバー(号数と冊数をご記入ください) No.		

○印	瘢痕・ケロイド治療ジャーナル
	バックナンバー(号数と冊数をご記入ください) No.

○印	書籍	定価(税込)	冊数
	イラストからすぐに選ぶ 漢方エキス製剤処方ガイド 新刊	5,940 円	
	実践アトラス 美容外科注入治療　改訂第 2 版 新刊	9,720 円	
	伊藤病院ではこう診る！甲状腺疾患超音波アトラス 新刊	5,184 円	
	化粧医学—リハビリメイクの心理と実践— 新刊	4,860 円	
	ここからスタート！眼形成手術の基本手技 新刊	8,100 円	
	Non-Surgical 美容医療超実践講座	15,120 円	
	ここからスタート！睡眠医療を知る—睡眠認定医の考え方—	4,860 円	
	Mobile Bearing の実際—40 年目を迎える LCS を通して—	4,860 円	
	髄内釘による骨接合術—全テクニック公開，初心者からエキスパートまで—	10,800 円	
	カラーアトラス 爪の診療実践ガイド	7,776 円	
	そこが知りたい 達人が伝授する日常皮膚診療の極意と裏ワザ	12,960 円	
	創傷治癒コンセンサスドキュメント—手術手技から周術期管理まで—	4,320 円	

○	書 名	定価	冊数	○	書 名	定価	冊数
	複合性局所疼痛症候群(CRPS)をもっと知ろう	4,860 円			カラーアトラス 乳房外 Paget 病—その素顔—	9,720 円	
	スキルアップ！ニキビ治療実践マニュアル	5,616 円			超アトラス眼瞼手術	10,584 円	
	見落とさない！見間違えない！この皮膚病変	6,480 円			イチからはじめる 美容医療機器の理論と実践	6,480 円	
	図説 実践手の外科治療	8,640 円			アトラスきずのきれいな治し方 改訂第二版	5,400 円	
	使える皮弁術　上巻	12,960 円			使える皮弁術　下巻	12,960 円	
	匠に学ぶ皮膚科外用療法	7,020 円			腋臭症・多汗症治療実践マニュアル	5,832 円	
	多血小板血漿(PRP)療法入門	4,860 円			目で見る口唇裂手術	4,860 円	

お名前	フリガナ 　　　　　　　　　　　　　　　　㊞	診療科

ご送付先　〒　　　−
　□自宅　　□お勤め先

電話番号　　　　　　　　　　　　　　　　　　□自宅　□お勤め先

バックナンバー・書籍合計
5,000 円以上のご注文
は代金引換発送になります

—お問い合わせ先—
㈱全日本病院出版会営業部
電話 03(5689)5989

FAX 03(5689)8030

全日本病院出版会行

FAX 03-5689-8030

年　　月　　日

住 所 変 更 届 け

お 名 前	フリガナ	
お客様番号		毎回お送りしています封筒のお名前の右上に印字されております8ケタの番号をご記入下さい。
新お届け先	〒　　　　　都 道 府 県	
新電話番号	（　　　　　）	
変更日付	年　　月　　日より	月号より
旧お届け先	〒	

※ 年間購読を注文されております雑誌・書籍名に✓を付けて下さい。

- ☐ Monthly Book Orthopaedics （月刊誌）
- ☐ Monthly Book Derma. （月刊誌）
- ☐ 整形外科最小侵襲手術ジャーナル （季刊誌）
- ☐ Monthly Book Medical Rehabilitation （月刊誌）
- ☐ Monthly Book ENTONI （月刊誌）
- ☐ PEPARS （月刊誌）
- ☐ Monthly Book OCULISTA （月刊誌）

FAX 03-5689-8030

全日本病院出版会行

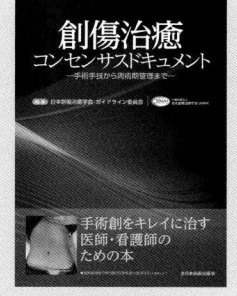

PEPARS

各号定価 3,000 円＋税. ただし, 増大号のため No. 14, 51, 75, 87, 99, 100, 111 は定価 5,000 円＋税. No. 123, 135 は 5,200 円＋税.
在庫僅少品もございます. 品切の場合はご容赦ください.

（2018 年 4 月現在）

本頁に掲載されていないバックナンバーにつきましては, 弊社ホームページ(http://www.zenniti.com)をご覧下さい.

click

全日本病院出版会　　　　　　　　　検　索

全日本病院出版会 公式 twitter 始めました！
弊社の書籍・雑誌の新刊情報, または好評書のご案内を中心に, タイムリーな情報を発信いたします.
全日本病院出版会公式アカウント (@zenniti_info) を是非ご覧下さい!!

2018 年 年間購読 受付中！
年間購読料　41,256 円（消費税込）（送料弊社負担）
（通常号 11 冊, 増大号 1 冊：合計 12 冊）

次号予告

外陰部の形成外科

No.137 （2018 年 5 月号）

編集／徳島大学教授　　　　　　　　橋本　一郎

外陰部に生じる皮膚腫瘍…………中村　泰大
尿道下裂………………………三川　信之
ロキタンスキー症候群……………宮原　義也ほか
外陰部再建手術
　1）薄筋皮弁………………………櫻庭　実ほか
　2）殿溝皮弁………………………安倍　吉郎ほか
　3）遊離皮弁………………………宮本　慎平
外陰部の美容外科…………………土井　秀明
性同一性障害における外陰部形成術
　1）FTM …………………………難波祐三郎
　2）MTF 性同一性障害者に対する
　　　性別適合手術………………百澤　明

PEPARS　No.136

2018 年 4 月 10 日発行（毎月 1 回 10 日発行）
定価は表紙に表示してあります．
Printed in Japan

発行者　　末　定　広　光
発行所　　株式会社　**全日本病院出版会**
〒 113-0033 東京都文京区本郷 3 丁目 16 番 4 号
　　　　　電話（03）5689-5989　Fax（03）5689-8030
　　　　　郵便振替口座 00160-9-58753

印刷・製本　三報社印刷株式会社　　　電話（03）3637-0005
広告取扱店　⑱日本医学広告社　　　　電話（03）5226-2791

© ZEN・NIHONBYOIN・SHUPPANKAI, 2018